LA SUTURE

DES TENDONS

FLÉCHISSEURS DE LA MAIN

AU NIVEAU DES DOIGTS

Ses suites éloignées considérées au point de vue des accidents du travail.

PAR

Le Dr Marcel GRILLE

Externe des Hôpitaux de Paris.

LYON

A. REY, IMPRIMEUR-ÉDITEUR

4, RUE GENTIL, 4

1916

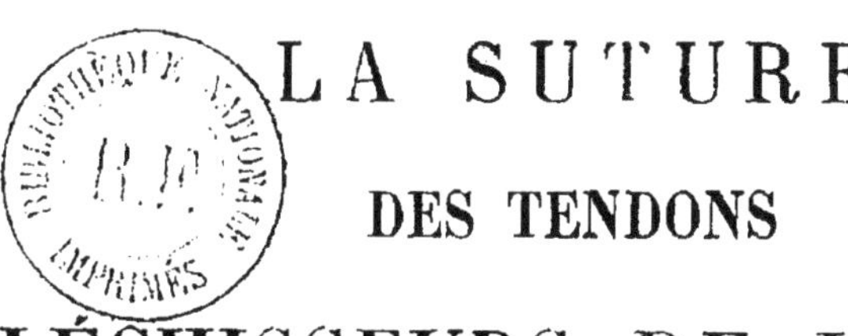

LA SUTURE

DES TENDONS

FLÉCHISSEURS DE LA MAIN

AU NIVEAU DES DOIGTS

Ses suites éloignées considérées au point de vue des accidents du travail

LA SUTURE

DES TENDONS

FLÉCHISSEURS DE LA MAIN

AU NIVEAU DES DOIGTS

Ses suites éloignées considérées au point de vue des accidents du travail.

PAR

Le Dr Marcel GRILLE

Externe des Hôpitaux de Paris.

LYON

A. REY, IMPRIMEUR-ÉDITEUR

4, RUE GENTIL, 4

—

1916

A LA MÉMOIRE DE MON PÈRE

A MA MÈRE

A MA SŒUR

A MES FRÈRES

A mon Président de Thèse

M. LE PROFESSEUR LEJARS

Professeur de Pathologie Chirurgicale

A MES MAITRES

A MES AMIS

Avant de livrer ce manuscrit à l'impression, nous tenons à remplir un devoir de reconnaissance envers M. le Dr SIRAUD, *professeur à la Faculté de Lyon, chirurgien de l'hôpital Saint-Luc.*

Nous n'oublierons jamais toute la bienveillance, toute la cordialité de son accueil, alors que, la maladie nous ayant éloigné pour un temps du front, les hasards de la guerre nous conduisirent à Saint-Luc.

C'est lui encore qui nous inspira le sujet de cette thèse, et nous prodigua sans compter, pour ce travail, son aide et ses conseils.

Qu'il nous permette de lui dire ici nos infinis remercîments et de l'assurer du sentiment profond de notre gratitude.

Nous voulons aussi adresser un souvenir ému à tous nos amis du 372e régiment d'infanterie avec lequel, pendant plus d'une année, nous parcourûmes la plaine d'Alsace et les crêtes des Vosges. Qu'ils sachent bien que l'éloignement ne peut desserrer des liens qu'ont noués si fortement les mêmes luttes et les mêmes dangers de toute une campagne, et que, depuis que nous dûmes les quitter, il n'est pas de jour que notre pensée n'aille vers eux, par delà les mers, dans cette Grèce, où ils sont partis montrer que les Français sont toujours prêts à répondre à l'appel de l'honneur et de la Patrie.

LA SUTURE
DES TENDONS
FLÉCHISSEURS DE LA MAIN
AU NIVEAU DES DOIGTS

Ses suites éloignées considérées au point de vue des accidents du travail

---

INTRODUCTION

Nous avons suivi dans ce travail le plan classique de toutes les questions médicales.

Nous avons donc traité successivement les chapitres suivants :

I. *Considérations anatomiques.*
II. *Etiologie.*
III. *Symptômes.*
IV. *Diagnostic.*
V. *Complications.*
VI. *Traitement.*
VII. *Considérations médico-légales.*
VIII. *Conclusions.*

On trouvera enfin la suite des « observations » qui

permirent l'édification de cette thèse. Elles proviennent toutes des Archives médicales de l'hôpital Saint-Luc de Lyon, qui furent mises à notre entière disposition avec une bienveillance que nous ne saurions trop reconnaître.

I. — ANATOMIE

Les mouvements de flexion des doigts de la main sont assez variés, assez complexes, si l'on envisage les mouvements des segments phalangiens, pour qu'on s'attende à voir plusieurs muscles y participer. De plus, tous les doigts ne jouissent pas d'une mobilité uniforme, le pouce se différencie à ce point de vue des autres doigts. On trouvera donc encore pour lui quelques particularités musculaires.

Trois muscles principaux actionnent, avec l'aide de muscles accessoires, les phalanges digitales :

Le fléchisseur superficiel;
Le fléchisseur profond;
Le fléchisseur propre du pouce.

Nous en ferons une étude très succincte, mais nécessaire, pour faire comprendre ou expliquer, par quelques particularités anatomiques, certains caractères que présentent les sections tendineuses.

La masse charnue du fléchisseur superficiel possède une structure assez complexe. Elle s'insère sur la face antérieure de l'épitrochlée, sur l'apophyse coronoïde et sur la moitié supérieure du bord antérieur du radius.

Elle se divise en deux couches, dont l'une, superficielle, large, plate, étendue sur l'autre, profonde, qui forme elle-même un véritable muscle digastrique. La couche superficielle donne naissance à deux tendons qui vont actionner le médius et l'annulaire.

De la couche profonde partent les deux tendons destinés à l'index et à l'auriculaire. Ces quatre tendons passent, étagés en deux plans superposés, à travers tout le canal carpien. Au niveau de la main seulement, ils s'étalent sur un même plan en avant des tendons correspondants du fléchisseur profond.

Leur mode d'insertion au niveau des phalanges est intéressant.

Vers le milieu de la première phalange, le tendon est divisé en deux languettes qui subissent une torsion sur elles-mêmes et, formant une véritable boutonnière par laquelle passe le tendon fléchisseur profond, se rejoignent au niveau de l'articulation phalango-phalangienne et s'insèrent par deux languettes terminales sur les deux bords rugueux de la face antérieure de la deuxième phalange.

Toute l'innervation de ce muscle est due au nerf médian.

Le fléchisseur profond est un muscle large et épais, enroulé autour des faces antérieures et internes du cubitus sur lesquelles il s'insère. Au niveau du tiers inférieur de l'avant-bras, naissent quatre tendons qui, intimement accolés, descendent dans la gouttière du carpe, au-dessous des tendons superficiels.

Au niveau de la main, ils s'écartent les uns des autres au milieu d'un tissu cellulaire dense. Ils s'envoient réciproquement à ce niveau quelques petites bandelettes tendineuses. Ils s'engagent sous les tendons superficiels au niveau des doigts, passent dans le tunnel du fléchisseur superficiel et vont s'insérer en s'épanouissant, sur la face antérieure de la phalange unguéale.

Le médian et le cubital se partagent l'innervation de ce muscle.

Le fléchisseur propre du pouce fait suite au précédent sur le même plan musculaire. La face antérieure du radius lui donne naissance. Le tendon commence au niveau de la gouttière carpienne, dont il suit le bord externe. Il passe entre les deux portions du court fléchisseur du pouce et va s'insérer à la base de la phalange unguéale.

Ces trois principaux muscles ne sont pas cependant seuls à assurer tous les mouvements de flexion des doigts; d'autres, qui sont seulement muscles de la main, y contribuent encore, dont nous devons aussi donner une rapide description.

Tout d'abord, les lombricaux. Ce sont de petits muscles grêles, au nombre de quatre, qui prennent leur origine sur la face antérieure et le bord radial des tendons du fléchisseur profond. Ils se terminent par un tendon plat qui va s'insérer sur l'expansion tendineuse de l'interosseux correspondant qui, lui-même, gagne le bord radial du tendon extenseur.

Le médian et le cubital président à leur innervation.

Les interosseux sont des petits muscles qui s'insèrent par des fibres charnues sur les faces antérieures et latérales des métacarpiens dans les trois quarts supérieurs; une lame tendineuse s'en dégage qui va s'insérer sur le tubercule de la phalange correspondante, après avoir envoyé une expansion sur le tendon de l'extenseur du même doigt.

Certains anatomistes décrivent seulement trois interosseux palmaires pour l'index, l'annulaire et l'auriculaire.

Henle et Poirier en décrivent un quatrième pour le pouce, isolant ainsi un faisceau spécial rattaché par les précédents à l'adducteur du pouce. Ils sont tous innervés dans la branche profonde du cubital.

Enfin, rappelons que les muscles de l'éminence thénar, anatomiquement dérivés des interosseux, sont, surtout le fléchisseur et l'adducteur, de puissants fléchisseurs de la première phalange du pouce.

Dans l'éminence hypothénar, le court fléchisseur et l'adducteur jouent le même rôle auprès de la première phalange de l'auriculaire.

Etudions maintenant l'action de ces muscles sur les segments phalangiens et la part respective qu'ils prennent dans les mouvements de flexion.

La contraction du fléchisseur commun superficiel produit la flexion de la deuxième phalange sur la première.

Celle du fléchisseur commun profond produit la flexion des deux dernières phalanges sur la première.

Mais l'action de ces deux muscles sur la première phalange est extrêmement faible. Pour qu'elle se fasse sentir, il est nécessaire qu'il y ait à la fois contraction des extenseurs; ceux-ci fixent par leur action la phalange en un segment rigide et les fléchisseurs communs exerçant leur action abaissent alors le doigt autour de la charnière métatarso-phalangienne.

Il en est de même du fléchisseur propre du pouce. Il agit surtout sur la deuxième phalange, n'ayant qu'une action limitée sur la première et n'en possédant aucune sur le premier métacarpien.

Duchenne, de Boulogne, a insisté particulièrement sur ce manque d'action du fléchisseur du pouce sur le métacarpien.

Il est important aussi pour notre sujet, car il explique que les sections de ces tendons n'empêchent nullement les mouvements, si précieux, d'opposition.

Les muscles précédents, digito-antibrachiaux, n'ont donc, pour ainsi dire, pas d'action sur les premières phalanges.

C'est, en effet, aux muscles de la main que revient le rôle de leur flexion. Les lombricaux renforcent l'action des interosseux, mais ceux-ci surtout jouent le rôle principal. Ils fléchissent très fortement la première phalange, tandis que leur deuxième insertion sur le tendon extenseur leur fait étendre les deux dernières phalanges.

Duchenne, par ses expériences électro-physiologiques, renforcées d'observations cliniques, a fort bien montré les actions délicates et opposées de ces muscles sur les phalanges. Il a insisté particulièrement aussi sur leur énergie, vis-à-vis de la faiblesse de l'action des fléchisseurs communs sur cette première phalange.

Nous verrons plus loin, qu'en effet, la section des tendons fléchisseurs superficiel et profond, n'empêche pas la flexion de la première phalange.

Enfin, il nous reste à étudier des organes qui, au point de vue de notre sujet, ont la plus grande importance : je veux parler de la gaine ostéo-fibreuse des doigts et aussi des gaines séreuses qui enveloppent les tendons.

Chaque doigt possède sur toute sa longueur sa gaine ostéo-fibreuse. Elle commence au niveau de l'articulation métacarpo-phalangienne et se termine à l'extrémité de la phalangette. Elle s'insère latéralement au bord de la gouttière que présente la face palmaire des deux premières phalanges.

Elle est formée de tissu fibreux, très résistant et inextensible. Au niveau des articulations, le tissu est cependant plus lâche, c'est simplement un tissu cellulaire assez dense, mais celui-ci est croisé par des trousseaux fibreux passant obliquement ou en X sur le tendon.

Les articulations interphalangiennes sont elles-mêmes renforcées au niveau des interlignes par des fibres transversales très fortes. De cette façon, les tendons fléchisseurs passent ainsi dans un tunnel complet, formé en avant par cette gaine fibreuse très solide, en arrière, par le plan osseux des phalanges. Cette gaine sert de poulie de réflexion aux tendons et rend, dans une certaine mesure, les premières phalanges solidaires des mouvements des deux autres.

Nous verrons son importance dans la section des tendons, et l'obstacle que son inextensibilité apporte dans la suture de ceux-ci.

Il nous faut encore étudier certains petits organes que l'on trouve inclus à cette gaine : les *vincula ten-*

dinum. WEITBRECHT en a fait une étude approfondie. On les a subdivisés en catégories très nombreuses, comme le prouvent les noms très divers dont on les a ornés : *vera*, *accessoria*, *mucosa*, *longa*, *brevia*, *perforata*, *perforantia*.

Chez l'enfant, ils apparaissent comme de petites lames celluleuses, quadrangulaires, allant de la phalange au tendon. Chez l'adulte, leurs proportions ont considérablement diminué : ils deviennent de minces cordons cellulo-vasculaires.

HENLE a voulu faire de ces mésos, qui adhèrent parfois à la capsule des articulations interphalangiennes, des tenseurs des synoviales.

Mais POIRIER fait remarquer que la capsule articulaire est doublée par un ligament fibro-cartilagineux, dont nous avons parlé plus haut, et qui bride la synoviale. Il ne veut voir dans les *vincula tendinum* que des mésos protégeant les vaisseaux allant aux tendons.

Cependant, est-il juste de leur nier toute action frénatrice et est-il illégitime de penser que, après sections des tendons, ils ne contribuent pas à arrêter dans leur faible mesure la marche ascendante du tendon attiré par la force élastique du muscle?

Nous terminerons cette étude des tendons fléchisseurs par une succincte description des synoviales qui les contiennent à certains points de leur parcours et facilitent le jeu de leur glissement.

Les tendons des fléchisseurs sont pourvus de séreuses sur presque toute leur longueur. Et, si l'on considère la multiplicité des frottements qu'ils subissent dans les diverses positions de la main, et, d'autre part, si l'on se rappelle la loi qui préside à la formation de ces organes créés par le mouvement, on n'en sera pas étonné. Les anatomistes ont tous remarqué une certaine diversité dans le nombre et la forme de ces séreuses; cependant, tous s'accordent à décrire un type moyen normal. Les différences n'existent, d'ailleurs, qu'à la paume de la main.

Les doigts possèdent tous une séreuse qui aide le tendon à jouer dans la gaine ostéo-fibreuse. Le feuillet viscéral recouvre intimement le tendon; le feuillet pariétal, disposé en cylindre, est accolé aux parties molles de la face palmaire et à la face antérieure des segments osseux phalangiens. Les vaisseaux, pour pénétrer jusqu'au tendon, soulèvent ce feuillet qui les entoure et forme des mésos. Ce sont les *vincula tendinum*.

Ces séreuses se terminent en deux culs-de-sac: l'inférieur au niveau de la base de la phalangette; le supérieur dépasse la gaine ostéo-fibreuse et s'arrête à 10 ou 15 millimètres au-dessus de l'articulation métacarpo-phalangienne.

Cette description ne s'applique exactement qu'à l'index, au médius et à l'annulaire. Pour le pouce et l'auriculaire, les dispositions sont différentes; leurs séreuses communiquent avec celles de la paume et du poignet, formant la synoviale palmaire radiale et la synoviale palmaire cubitale.

La synoviale palmaire radiale chez l'adulte, a une longueur de 12 à 14 centimètres, allant de la phalange unguéale jusqu'au bord supérieur du ligament annulaire carpien antérieur. Le tendon fléchisseur du pouce n'est pas absolument libre dans cette gaine : un long méso, continu ou interrompu, relie sur toute la longueur le feuillet viscéral au feuillet pariétal. Cette disposition est intéressante, car, dans les sections de ce tendon, ce méso peut s'opposer à la traction opérée sur le tendon par le muscle.

Cette synoviale radiale est évidemment due à la réunion de la synoviale digitale du pouce et de la synoviale du poignet. Mais cette réunion se fait de bonne heure, car Poirier l'a constatée huit fois sur dix à la naissance. Il persiste d'ailleurs toujours un étranglement qui marque cette réunion, un peu plus haut que l'articulation digito-métacarpienne.

La synoviale palmaire cubitale est plus complexe. Elle mesure 13 à 14 centimètres chez l'adulte. Elle enveloppe en effet plusieurs tendons, non seulement ceux de l'auriculaire, mais encore du quatrième et même du troisième doigt. De plus, elle comprend les deux étages superficiels et profonds et on peut ainsi décrire trois prolongements sur son bord radial, qui ont reçu le nom de loge tendineuse entre l'aponévrose palmaire et les tendons superficiels ; loge intertendineuse entre les deux étages de tendons, et loge rétro-tendineuse entre les tendons profonds et le plan osseux.

Les tendons de l'index sont, eux aussi, à la paume de la main, entourés de synoviales propres. Poirier en décrit deux, postérieure et antérieure, entourant parallèlement les tendons superficiel et profond. Il déclare les avoir presque toujours rencontrées. Elles montent plus haut que les synoviales cubitales et radiales et la superficielle se termine par un cul-de-sac étalé en demi-lune. C'est à ce niveau qu'il peut s'établir des communications entre les trois grandes synoviales.

La longueur moyenne de ces séreuses palmaires est variable de 3 à 8 centimètres chez l'adulte.

II. — ÉTIOLOGIE

Les sections des tendons ne sont pas des blessures rares. La position superficielle de ceux-ci favorise leur lésion. Il est naturel aussi que les tendons des mains soient le plus souvent atteints : les mains sont, en effet, les parties les plus exposées de l'individu ; ce sont elles qui manient les outils, les machines ; ce sont elles encore qui préservent des chocs, adoucissent les chutes, sacrifiées souvent dans ce rôle de protection. C'est la même raison qui donne aux lésions des extenseurs la prépondérance du nombre. — Pour les fléchisseurs des doigts, c'est au niveau de ceux-ci qu'ils sont le plus souvent atteints. La paume de la main vient ensuite et en dernier lieu seulement les blessures des tendons à l'avant-bras.

Nous avons dépouillé les 5.000 observations d'accidents du travail, qui furent soignés pendant les quatre années 1912, 1913, 1914, 1915 à la Clinique de M. le professeur Siraud, à l'hôpital Saint-Luc, à Lyon.

Nous avons relevé 40 blessures des tendons fléchisseurs de la main, ce qui donne donc la proportion de 0,8 pour 100.

Ces sections tendineuses se répartissent ainsi :

26	sections au niveau	des doigts.
12	— —	de la paume.
3	— —	du poignet.

Parmi les sections au niveau des doigts, on trouve :

Pour le tendon du pouce . .	4 à gauche 1 à droite	= 5 sections.
Pour les tendons de l'index .	4 à gauche 5 à droite	= 9 sections.
Pour les tendons du médius .	3 à gauche 5 à droite	= 8 sections.
Pour les tendons de l'annulaire.	4 à gauche 2 à droite	= 6 sections.
Pour les tendons de l'auriculaire	1 à gauche 3 à droite	= 4 sections.

(Il faut prendre garde que le même accident peut léser plusieurs tendons).

L'index et le médius sont donc le plus souvent atteints, puis viennent l'annulaire, le pouce et l'auriculaire ; mais, en somme, les chiffres ne présentent pas entre eux de gros écarts.

On va voir qu'il n'en est pas de même pour la paume. En effet, nous avons trouvé :

Pour le tendon du pouce . .	1 à gauche 0 à droite	= 1 section.
Pour les tendons de l'index .	3 à gauche 4 à droite	= 7 sections.
Pour les tendons du médius		= 0
Pour les tendons de l'annulaire.		= 0
Pour les tendons de l'auriculaire	2 à gauche 2 à droite	= 4 sections.

Ici, la proportion des sections est à peu près identique aux deux mains. Mais il faut remarquer que sur 12 sections, celles des tendons de l'index arrivent avec le chiffre 7 pour 4 de l'auriculaire et 1 du pouce. Ce sont donc les bords de la main qui sont le plus souvent atteints. Au contraire, les tendons médians semblent protégés par la courbure naturelle de la main et aussi par le pouce et l'éminence thénar, en opposition, qui recouvrent exactement la partie moyenne et laissent à découvert l'index et l'auriculaire.

Quant aux causes directes des accidents, on conçoit qu'elles peuvent être extrêmement diverses. A côté de toutes les machines, qui peuvent par leur seule force brutale sectionner un tendon, il faut principalement citer les substances à bords coupants, le verre par exemple, dont la manipulation est responsable du plus grand nombre de ces accidents.

Cependant, remarquons que la position des tendons fléchisseurs des doigts accolés aux segments osseux des phalanges favorise leurs sections. Dans un choc, le tendon se trouve serré sur un plan dur, résistant, et il n'est pas besoin que l'instrument contondant présente une arête bien vive pour qu'il réussise à trancher le cordon tendineux.

Examinons ce qu'il advient après la section d'un tendon en général et particulièrement après celle des tendons fléchisseurs.

Nous aurons surtout en vue ici la section complète du tendon : quelquefois ces sections complètes peuvent n'être que partielles, quelques fibres sont restées intactes, ont résisté au traumatisme et ont supporté quelque temps l'effort du muscle. Puis, elles se sont peu à peu distendues et, par suite d'un mouvement ou simplement de la tonicité musculaire, se sont finalement rompues.

La section devient totale, avec toutes ses conséquences.

Par suite de l'élasticité des fibres musculaires, les deux bouts tendineux s'écartent.

Mais l'élasticité des fibres n'est pas le seul facteur qui agisse, sans quoi l'écartement serait à peu près toujours le même à quelque hauteur que siégeât la lésion. Et il est loin d'en être ainsi. Tout d'abord, il faut bien préciser que les deux bouts sectionnés ne se rétractent pas également. Le bout distal, c'est-à-dire celui qui est rattaché au segment osseux n'a pas de tendance à se rétracter. Il peut cependant disparaître de la plaie, mais la cause n'en est pas la tonicité musculaire, mais simplement la position du segment osseux par rapport à celle occupée par lui au moment de la section.

Ici, intervient l'influence du muscle antagoniste dont la force s'exerce seule, n'étant plus contre-balancée par celle du muscle sectionné.

Ainsi, dans une section des fléchisseurs au niveau des doigts, ceux-ci étant en flexion, les extenseurs redressent les phalanges et entraînent le bout distal hors de la plaie.

Cependant, ce déplacement est toujours moins considérable que celui des autres segments.

D'ailleurs, il est assez facile de faire affronter aux bords de la plaie le bout distal : une manœuvre simple y arrive presque toujours, qui consiste a donner au segment osseux une position passive qui s'oppose à la force des muscles antagonistes : ainsi, dans une section du fléchisseur au niveau des doigts, il faudra donner au doigt une position fléchie forcée.

Le bout du tendon en rapport avec le muscle, le bout proximal subit au contraire une rétraction beaucoup plus importante. L'élasticité propre du muscle suffit pour l'attirer vers celui-ci et faire disparaître de la plaie le bout sectionné. Un principe, que Bugnon a voulu ériger en loi, règle d'une façon générale cet écartement ; sa longueur peut être évaluée en moyenne au tiers environ de la longueur du ventre charnu (mesuré dans l'écartement maximum des points d'attache du muscle).

Cependant, bien des facteurs, surtout anatomiques interviennent ici qui contrebalancent cette force élastique et tonique du corps musculaire et font varier l'écartement. Quelquefois ce sont des expansions aponévrotiques, comme les ailerons pour le ligament rotulien ; ou bien, c'est la multiplicité des tendons à la même extrémité du corps charnu du muscle, — tel le demi-membraneux, avec ses trois insertions au jarret, — ou encore, le muscle se bifurque, comme le biceps et le tendon coupé remonte moins, par suite de l'intégrité du deuxième tendon qui résiste à la force élastique du muscle.

Pour les tendons fléchisseurs des doigts, il est encore d'autres dispositions anatomiques qui interviennent et modifient l'écartement suivant la hauteur de la lésion.

Tout d'abord au niveau des phalanges, nous signalerons les *vincula tendinum* de WEITBRECHT. Nous avons déjà discuté plus haut la force de ces petits mésos. Il ne nous paraît pas impossible qu'en combinant leur action, ils ne contribuent pour une certaine part à arrêter l'ascension du tendon coupé. Au niveau de la phalange surtout, un de ces mésos est important et forme une petite lame triangulaire décrite par POIRIER.

Un frein autrement puissant est le cul-de-sac supérieur de la synoviale des doigts. Nous avons dit qu'il était situé à 15 millimètres au-dessus de l'interligne articulaire métacarpo-phalangien. POIRIER a donné de ce cul-de-sac une description très minutieuse. C'est un cul-de-sac double, le feuillet pariétal descend sur le tendon, sur une hauteur de 1 centimètre, puis remonte le long du tendon formant ainsi un deuxième cul-de-sac et enfin se réfléchit définitivement pour devenir le feuillet viscéral. POIRIER compare ce repli musculaire au repli préputial avec son frein. Il a insisté sur sa solidité et M. le professeur OMBRÉDANNE appelle spécialement l'attention sur ce moyen d'arrêt.

Ces culs-de-sac synoviaux ne sont pas uniques sur tout le parcours de ces tendons et on comprend donc l'importance de leur rôle dans la section de ceux-ci. A la paume de la main, il faut encore faire intervenir la présence des lombricaux et des interosseux. Ceux-ci, par la longueur de leur insertion, limitent l'indépendance du tendon et par là même, servent encore de moyen d'arrêt à l'ascension du bout proximal.

BUGNION indique encore, comme facteur modifiant

cet écartement, la disposition parallèle ou oblique des fibres du muscle et en général le mode d'insertion de celles-ci.

Il ajoute : « J'admets, en outre, que la rétraction évaluée à un tiers environ au moment de la section du tendon, doit augmenter encore les jours suivants et atteindre au bout de quelque temps, au moins la moitié de la longueur primitive du ventre charnu, par suite des impulsions que les éléments contractiles continuent à recevoir de la part du système nerveux. »

On a donné les chiffres suivants pour l'écartement moyen des deux bouts tendineux dans la section des fléchisseurs des mains :

1 cm. 1/2 à 2 cm. au niveau de la première phalange.
2 cm. à 3 cm. à la paume de la main.
3 cm. à 4 cm. dans la gouttière carpienne.

Cependant, n'oublions pas que ces chiffres constituent une moyenne, car des observations ont été publiées qui notent des écartements beaucoup plus grands.

Kraft rapporte un cas de section du tendon fléchisseur profond, au niveau de la deuxième articulation interdigitale de l'index, chez une jeune fille, où il ne put retrouver le bout proximal après un débridement allant jusqu'à l'articulation métacarpo-phalangienne. Il se tira d'affaire ingénieusement en déboublant les deux languettes tendineuses du fléchisseur superficiel et en les fixant avec de la soie au corps de la phalangette. Le résultat de l'opération fut, paraît-il, satisfaisant.

Richelot publiait déjà, en 1884, dans l'*Union Médi-*

cale, un cas identique : c'était pour une section des tendons fléchisseurs de l'index, au niveau de la deuxième phalange, chez un enfant. Nous citons textuellement : « La gaine incisée de bas en haut est vide jusqu'à la base du doigt. Enfin, les tendons apparaissent immédiatement au-dessus du premier pli palmaire de l'index, à 4 centimètres environ du bout inférieur. Je me demande alors ce que vaut le fameux repli synovial devenu célèbre par les emportements académiques de 1842, ce repli qui unit les tendons entre eux, les attache l'un et l'autre aux phalanges et qui, après la ténotomie « s'opposera dans tous les cas à un écartement « trop considérable du bout supérieur, de telle sorte « que, dans le cas même où la réunion des extrémités « tendineuses avorterait, la flexion de la deuxième « phalange n'en resterait pas moins assurée. » (Richet, *Anatomie Chirurgicale.)*

Quel est le mode naturel de guérison après la section d'un tendon? Nous entendons parler ici seulement d'une plaie aseptique.

Que se passe-t-il au niveau de cette plaie et, par conséquent, dans l'espace libre, vide, que crée l'écartement des deux bouts du tendon? Si l'écartement n'est pas trop considérable, il se forme, entre les deux segments, un cal tendineux.

La formation de celui-ci est une question qui a passionné histologistes, anatomistes et chirurgiens. Nous n'entrerons pas dans toutes les discussions auxquelles ils furent entraînés et nous dirons quelques mots seulement de ces théories dont on a pu tirer quelque parti au point de vue pratique.

Quand l'écartement des deux bouts n'est pas trop grand, voici ce qu'on peut voir à l'œil nu : le sang épanché remplit d'abord l'intervalle et après quelques jours (quatre à cinq), les deux bouts du tendon lui-même se renflent en deux masses molles qui empruntent aux caillots et aux tissus voisins, qui réagissent, des éléments qui servent bientôt à former entre les deux sections, une masse unique qui les relie; cette masse, en forme de cordon, molle et de couleur rougeâtre, s'amincit au milieu en tablier et passe en trois quarts de semaines à une teinte gris blanchâtre et sa résistance augmente. En même temps l'étranglement disparaît peu à peu. Le cal provisoire cède la place à un cal définitif, qui, d'après Houzé, mettrait six à sept mois à s'établir.

Les anatomistes émirent de nombreuses théories pour essayer d'expliquer la formation du cal.

Après avoir cité celle du blastème de Robin, qui voyait dans la substance spéciale exsudée du bout tendineux le principe de leur régénération, nous arriverons tout de suite à l'idée que Hunter avait de la question. Celui-ci voyait dans le caillot sanguin et dans son organisation le seul facteur du cal tendineux.

D'autres, comme Bouvier, donnèrent le principal rôle à la gaine cellulaire. Pirogoff, Bizzozero, étendirent cette fonction au tissu conjonctif péritendineux. C'est la prolification de ce tissu qui créera le cal tendineux, comme le périoste forme la matière osseuse et Houzé poussera l'analogie entre ces deux cas jusqu'à inventer le mot péritène pour désigner cette couche conjonctive.

Avec Ranvier, nous revenons au rôle prépondérant du tendon lui-même et les cellules tendineuses bourgeonnantes issues des bouts sectionnés, régénèrent un cal de tissu tendineux typique.

Nous croyons qu'il existe une part de vérité dans toutes ces théories et nous admettrons, avec Letulle, une théorie éclectique. Le tendon, l'enveloppe conjonctive, quelquefois différenciée en séreuse, se rattachent tous de plus ou moins loin au tissu conjonctif. Sous l'influence du traumatisme, tous ces tissus irrités subissent une prolifération, il se forme des cellules embryonnaires qui infiltrent le caillot. Les globules blancs, sortis par diapédèse des capillaires, apportent, sans doute, eux aussi, leur tribut. Tous les tissus environnants contribuent à la formation de cette masse intercalaire, qui évolue naturellement pour former bientôt du tissu fibreux qui correspond au cal définitif.

Certains ont voulu donner au caillot sanguin le rôle d'excitateur, presque au même titre qu'un corps étranger. Nous verrons, plus loin, le rôle qu'on a pu faire jouer à certains corps étrangers, quelques-uns résorbables, pour exciter les tissus environnant la section et diriger le travail de cicatrisation du tendon. N'oublions pas aussi que ce travail de reconstitution, que nous avons décrit, n'est autre que celui qui crée autour du tendon les adhérences qui assombrissent les pronostics des sutures tendineuses.

Nous avons toujours eu en vue, jusqu'ici, les cas de plaies aseptiques. L'évolution est tout à fait différente quand les sections tendineuses sont infectées. L'infection, avec ses suites, si diverses et si graves au point de vue fonctionnel, est leur grosse et principale complication. C'est à ce chapitre que nous envisagerons donc ce que devient une section tendineuse dans une plaie infectée.

III. — SYMPTOMES

On peut, au point de vue pratique, diviser en deux catégories les sections tendineuses : celles qu'on voit fort peu de temps après l'accident et celles qu'on voit après la cicatrisation.

Les premières ont à la fois les signes propres à toute section tendineuse et les symptômes de tous les traumatismes.

Nous n'insisterons pas sur ceux-ci. Ce sont : l'hémorragie commune à toutes les plaies et qui est rarement abondante. Au niveau des doigts, il est rare qu'elle demande un traitement spécial, le moindre pansement, un peu compressif, suffit à arrêter le sang.

A la paume de la main, nous rencontrons là les deux arcades palmaires superficielle et profonde et leur lésion n'est pas très rare.

Au poignet, la radiale et la cubitale sont plus difficilement atteintes à cause de leur mobilité ; elles fuient devant l'instrument et peuvent souvent échapper au traumatisme qui a lésé cependant les tendons voisins.

Mais ces hémorragies, qui sont dues à la position anatomique de la blessure sont de véritables complications et demandent elles-mêmes un traitement spécial et particulier : la suture immédiate.

Un autre signe, dont nous dirons un simple mot, c'est la douleur ; mais, la part qui revient dans celle-ci à la section elle-même du tendon est-elle bien grande? Nous ne le croyons pas ; cependant, nous n'en concluons pas à la presque insensibilité des tendons. Tel était l'avis d'Haller, mais les opérations de sutures tendineuses dont nous fûmes témoin, nous ont donné l'opinion que les tendons avaient une sensibilité spéciale avec laquelle il faut compter dans la technique opératoire. Nous y reviendrons, d'ailleurs, quand nous serons à ce chapitre.

Quelquefois dans les plaies largement ouvertes, on peut apercevoir les deux ou une seule extrémité des tendons sectionnés.

Selon l'instrument de la blessure, on verra, ou bien une tranche lisse, à aspect fasciculé, ponctué, mais plus nette que s'il s'agissait d'un nerf ou bien dans une plaie contuse, les bouts sont amincis, effilochés.

Il est assez rare qu'on voie les deux bouts du tendon, sauf dans les cas de plaies largement ouvertes et même ici le bout proximal se rétracte aussitôt par suite de la tonicité musculaire et seul le bout distal reste à affleurer le bord de la plaie.

Au doigt, surtout au niveau de la deuxième et troisième phalanges, en faisant bâiller un peu les lèvres de la plaie, même dans une coupure transversale nette, on a quelques chances d'apercevoir le bout distal.

Quelquefois, on pourra, avec le doigt, sentir sous la peau le petit ressaut que forme le bout du tendon remonté dans sa gaine. Mais ceci n'est facilement praticable que pour le bout proximal qui est assez loin de la plaie pour permettre cette manœuvre et celle-ci n'est à exécuter qu'avec un très vif souci d'antisepsie.

Mais les deux principaux signes de toute section tendineuse, c'est l'attitude du blessé et l'impotence fonctionnelle qu'il subit.

L'attitude du blessé a deux causes principales. C'est d'abord l'action du muscle antagoniste qui se fait seule sentir ; enfin, peut intervenir un certain facteur volontaire : le blessé cherche à donner à son membre, dans la mesure qu'il peut, la position qui met son tendon lésé en état de plus grand relâchement.

Quelquefois le tendon sectionné peut être quelque peu suppléé par des tendons voisins, ou bien des connexions avec ceux-ci peuvent rendre moins évidente cette attitude ou diminuer l'impotence. La section du fléchisseur profond au niveau de la troisième phalange oblige celle-ci à une position d'extension continue sur la deuxième. Si la lésion porte sur la deuxième, ce sont les deux dernières phalanges qui restent étendues sur la première.

Au niveau de la première phalange, les choses sont un peu plus compliquées : selon la profondeur de la blessure, le fléchisseur superficiel seul ou les deux fléchisseurs superficiel et profond peuvent être lésés. Dans le premier cas seulement, on a l'extension du doigt.

C'est identique à la paume de la main et au poignet, car on a toujours là affaire aux doubles tendons superficiels et profonds.

En règle générale, le blessé tient la main légèrement fléchie sur l'avant-bras, les doigts aux tendons sains sont aussi fléchis, le doigt lésé reste étendu, semblant pendre raide en dehors de sa main. L'impotence fonctionnelle est de beaucoup le principal signe : c'est lui qui assure le diagnostic.

Mais c'est surtout ici qu'il ne faut pas oublier que les trois grands fléchisseurs ne sont pas les seuls muscles de la flexion. Il faut se souvenir que la flexion de la première phalange est due surtout à l'action des interosseux, et ne nions pas la section des tendons, parce que le blessé peut fléchir cette première phalange jusqu'à former un angle de 45 degrés avec le métacarpien.

Cette première phalange pourra suivre celles des doigts indemnes dans la flexion, mais il sera impossible de faire arriver la pulpe du doigt lésé au contact de la paume.

Au niveau des dernières phalanges, ce sera évidemment le tendon fléchisseur profond seul qui pourra être lésé.

Au pouce, les choses sont plus simples, mais, par conséquent, plus graves : il n'y a qu'un tendon fléchisseur. Quand celui-ci est sectionné, la dernière phalange du pouce ne peut naturellement plus se plier, la première elle-même subit encore de la part des muscles thénariens quelques mouvements de flexion, mais on prend souvent pour ceux-ci les mouvements d'opposition de toute l'éminence thénar qui entraîne avec elle la phalange.

Les signes de la section tardive des tendons fléchisseurs sont beaucoup plus complexes et difficiles à dissocier. Nous en parlerons aux chapitres du diagnostic et des complications.

IV. — DIAGNOSTIC

Le diagnostic d'une section tendineuse est, en général, assez facile, tout ou moins pour ce qui concerne les sections récentes. La situation de la blessure donne des indications anatomiques qui permettent déjà de penser à la section des tendons. La situation de la main en flexion légère peut donner aussi quelques indications. Mais l'impotence fonctionnelle, qui est le symptôme principal indique-t-il sûrement une section du tendon ? Non, il faut encore penser ici à une blessure possible des nerfs commandant les muscles. Pour les fléchisseurs, les nerfs qui peuvent être intéressés sont le médian et le cubital. Leurs rapports anatomiques avec le siège de la blessure permettront déjà de juger s'il est légitime d'envisager leur lésion. De plus, celle-ci entraîne des zones d'anesthésie et de troubles étendus de la motilité dont la reconnaissance est quelquefois rendue difficile par les délabrements irréguliers que peut présenter la plaie.

Dans les fléchisseurs des doigts, la partie vulnérable des nerfs est surtout le poignet : le médian surtout est atteint, mais, comme pour les artères, il faut remarquer que ces organes sont plus souples, plus mobiles que les tendons. Ceux-ci sont la plupart du temps tendus, contractés au moment de l'accident et l'instrument de la blessure a facilement prise sur eux et les lèse les premiers.

Le diagnostic exact des lésions, quand nerfs et tendons sont coupés, est souvent délicat. Il est difficile de faire la part exacte de ce qui appartient à la lésion nerveuse et de ce qui est celle des tendons. Et souvent, ce n'est que le bistouri à la main que le chirurgien arrive à se rendre un compte exact du dégât.

On peut être souvent appelé à faire le diagnostic d'une blessure des tendons après la cicatrisation des plaies. La méthode opératoire actuelle, que nous décrirons plus loin en détail et qui consiste à opérer la suture après la cicatrisation complète peut mettre souvent le chirurgien en présence de ce cas.

Et il lui est très difficile de faire un diagnostic exact des lésions : de nombreux facteurs, en effet, interviennent, qui peuvent vous induire en erreur. On est souvent en présence d'une main, présentant une griffe sans caractères précis, due à des rétractions de tendons coupés, à des cicatrisations peu heureuses, à des lésions nerveuses. On conçoit que, dans ces conditions, reconnaître la part qui revient à chacun des éléments atteints est parfois œuvre difficile.

L'électrisation des muscles peut rendre quelques services pour distinguer les lésions nerveuses des lésions tendineuses. Deux plaques de contact sont mises sur le muscle et ferment un courant faradique. Si le muscle actionne le segment osseux auquel il se rend, on en concluera une section nerveuse. Si le segment osseux n'est pas déplacé, c'est qu'il y a interruption dans la continuité du tendon.

V. — COMPLICATIONS

Deux grandes catégories s'imposent ici :

Il faut distinguer les complications immédiates de celles qui sont consécutives à l'accident, se manifestant à une date plus ou moins éloignée de lui.

Les complications immédiates sont celles dues à la nature de la blessure elle-même. Elles sont facteurs de l'instrument qui l'a causée et de la place anatomique où il a exercé son action. Elles sont produites en même temps que la section du tendon. Ce sont des lésions de voisinage : l'instrument entraîné par sa force a atteint, en même temps que le tendon, d'autres organes proches de celui-ci, leur causant des dégâts plus ou moins graves.

Au niveau des doigts, les artères collatérales peuvent être coupées. Mais j'ai déjà dit que l'hémorragie s'arrêtait vite sous la compression du pansement.

Les nerfs collatéraux aussi peuvent être sectionnés; il s'en suivra pour plus tard certains troubles de la sensibilité sur le territoire de ces nerfs. On les rencontre fréquemment chez les accidentés du travail. Ceux-ci se plaignent de sensations pénibles ou même douloureuses, quand certaines parties de la peau de leurs phalanges subissent un simple contact ; ou bien la sensibilité est abolie complètement dans ces mêmes territoires. En général, au bout d'un temps, quelquefois long, ces sensations douloureuses s'affaiblissent, disparaissent, la sensibilité renaît. Et la physiologie explique facilement ce phénomène, si l'on veut bien se rappeler les expériences d'Arloing et Tripier sur ce qu'ils ont dénommé la sensibilité récurrente des nerfs.

Quand le traumatisme est plus violent, par exemple dans ces écrasements des phalanges fréquents dans la manœuvre des machines, le segment osseux lui-même peut être atteint, fracturé. En règle générale, la fracture se consolide facilement, une simple petite attelle suffit pour l'obtenir en bonne position, mais on comprend que la formation de ce cal sera une nouvelle cause d'adhérences fâcheuses pour le jeu du tendon reconstitué par la suture.

Assez souvent une articulation interphalangienne est ouverte, ce qui peut amener plus tard son ankylose.

Enfin, la complication peut naître du nombre des tendons atteints. Les tendons de plusieurs doigts peuvent être sectionnés, soit à des niveaux différents, soit à la même hauteur, ce qui pourra apporter au traitement quelques difficultés spéciales. Ainsi, dans la recherche des bouts proximaux, la manœuvre de Félizet (l'extension des doigts intacts) sera quelquefois impossible. Il faudra pousser plus haut le déchirement de la gaine, jusqu'à la paume de la main, et les cicatrices parallèles qui en résulteront seront une chance de plus de rétraction de l'aponévrose de la paume. Enfin, si la fonction de flexion n'est pas récupérée de façon satisfaisante, on voit de quelle note sombre ces lésions multiples des tendons des doigts aggravent le pronostic.

A la paume de la main, des dispositions anatomiques spéciales apportent encore des complications différentes : si la blessure intéresse la partie haute de la paume, on peut avoir une section de l'arcade palmaire superficielle — qui repose sur les tendons fléchisseurs. L'hémorragie qui en résulte peut ne pas céder à la compression d'un premier pansement occlusif, surtout si la lésion a lieu sur la branche cubitale de l'anse qui est beaucoup plus volumineuse que l'autre. Il faudra alors aller à la recherche des deux bouts et faire la ligature avec un fil de soie.

L'arcade profonde, elle aussi, peut être atteinte. Elle est à peu près à la même hauteur que la précédente, à peine plus haut. Mais elle repose directement sur la tête des métacarpiens. Et souvent, avant d'arriver jusqu'à elle, l'instrument de la blessure aura déjà eu à rencontrer les deux tendons fléchisseurs, superficiel et profond qui la couvrent et la protègent. Comme pour la superficielle, si l'hémorragie persiste, il faudra aller à la recherche de ses deux bouts et les suturer.

Du côté des nerfs, il existe une complication spéciale : c'est la section de l'anastomose que le cubital échange avec le médian.

Comme aux doigts, certains traumatismes violents et étendus peuvent entraîner des lésions de plusieurs tendons ou des fractions de métacarpiens. Ce que nous disions déjà pour les doigts est encore plus vrai ici.

A côté de la gravité que ces lésions elles-mêmes apportent au pronostic, il faut encore compter celle qui résultera plus tard de la rétraction possible de l'aponévrose de la paume.

Au niveau du poignet, les lésions simultanées de plusieurs tendons sont fréquentes. Ceux-ci sont étagés sur deux plans que recouvre seulement une peau très souple et très mince, aussi ils sont très vulnérables. La main est le plus souvent raidie, crispée, quand l'instrument de la blessure rencontre l'avant-bras. Les tendons fléchisseurs sont saillants, tendus comme des cordes sous la peau. Ils donnent prise au tranchant du couteau, au fer de la machine, qui mordent sur eux et les tranchent d'un seul coup.

Au contraire, les nerfs et plus encore les artères ne sont jamais tendus. Ce ne sont pas des organes fixes, comme les tendons contractés. Ils sont mobiles, se déplacent facilement, « roulent, cèdent » devant l'instrument du traumatisme.

Aussi leur blessure n'accompagne-t-elle pas toujours la blessure des tendons. Quand elle se produit cependant, l'hémorragie causée par la section artérielle de la cubitale ou de la radiale est assez importante pour nécessiter une suture immédiate des deux bouts.

La section du nerf médian ou du cubital entraîne les conséquences les plus importantes. Tout d'abord, il faut rappeler que le médian et le cubital au poignet sont parmi les nerfs les plus souvent lésés. Les troubles consécutifs à leurs lésions sont variables. Ils ne sont pas aussi simples que pourraient le faire penser les notions physiologiques. Le médian et le cubital sont deux nerfs mixtes, mais les troubles de la sensibilité surtout ne se font pas sentir constamment et nécessairement dans les territoires innervés par le nerf blessé.

L'anesthésie est le signe le plus fréquent sous toutes ces modalités, anesthésie à la douleur, au tact, à la pression, à la chaleur. Mais on note souvent aussi de l'hyperesthésie, soit immédiate, soit se manifestant quelque temps après l'accident et de durée très variable. On sait que la zone d'innervation du cubital est, pour la peau de la main, l'éminence hypothénar, l'auriculaire et la moitié, prise longitudinalement, de l'annulaire. Le médian innerve le reste de la paume, mais il n'est pas rare que la région centrale de celle-ci reçoive un filet profond du radial. Et, nous le répétons, les troubles de la sensibilité ne présentent pas toujours une aussi exacte délimitation physiologique. Ceux de la motilité sont au contraire plus fidèles, plus précis. Cependant on peut voir, quand l'un de ces nerfs est seul sectionné, toute la main complètement inerte, pendant quelque temps, au moins. C'est une sorte de stupeur locale qui se dissipe graduellement. Ou bien, seuls les groupes de muscles innervés par le nerf atteint sont paralysés. Les muscles antagonistes agissent seuls, imposant pour chaque lésion une physionomie spéciale du membre. L'atrophie, due à l'inaction et au manque d'innervation, vient encore leur ajouter un caractère particulier.

Après une section du médian à l'avant-bras, la main est aplatie en extension ; les trois derniers doigts le sont un peu moins.

La griffe cubitale est encore plus caractéristique.

La main est en extension forcée sur le poignet.

Les doigts sont en extension forcée sur les métacarpiens.

Les phalangines et les phalangettes des deux derniers doigts sont en flexion forcée sur la phalange.

Il faut remarquer que l'atrophie ne se dessine qu'après une semaine environ.

Les troubles trophiques ne comprennent pas seulement l'atrophie, mais encore les névrites de toutes sortes pouvant atteindre toutes les parties, tous les organes qui sont dans le territoire du nerf lésé. La peau et ses annexes donnent lieu à des éruptions de toutes sortes, au glossy-skin ; les poils blanchissent, tombent; les ongles s'épaississent ou sont d'une friabilité extrême et leur chute arrive plus ou moins vite.

Le tissu cellulaire sous-cutané est le siège d'œdèmes, d'épaississement de toutes sortes.

Le tissu osseux se raréfie ou, au contraire, s'hypertrophie ; on y observe des lésions inflammatoires ou des nécroses.

Les articulations sont déplacées par suite des contractions musculaires ; elles s'ankylosent, se déforment, se luxent, ou bien ce sont des arthropathies, quelquefois fortes et tenaces.

On voit toutes les complications qui peuvent suivre les sections nerveuses, complètes ou incomplètes.

Aussi est-il absolument nécessaire d'essayer d'y remédier par la suture des nerfs : la coaptation bout à bout des segments amène peu à peu le retour de la sensibilité et de la motilité. Mais il ne faut pas oublier que celles-ci ne se rétablissent que progressivement, souvent après un long délai et, hélas! presque toujours d'une façon presque incomplète.

Il faut citer ici ce fait curieux : les statistiques fournies par les auteurs sur les résultats de sutures nerveuses sont meilleures dans les sutures tardives que dans les sutures immédiates.

Nous avons énuméré les complications que peuvent présenter les sections des tendons.

Hœgler a réuni 62 cas de sections des fléchisseurs des doigts traités à sa Clinique de Bâle. Il donnait ce tableau suivant des complications :

Plaies articulaires	13
Fractures	3
Plaies artérielles (cubitales et radiales) . .	2
Sections du nerf cubital	2
— médian	1

Passons maintenant aux complications médiates des plaies tendineuses. La plus importante, la plus grave, c'est l'infection : c'est pour éviter les désastres qu'elle peut causer que nous avons vu employer la suture tardive.

On comprend que la gravité des lésions dépendra du degré de l'infection.

Il faut remarquer ici que les gaines synoviales se comportent comme les synoviales articulaires et que, comme elles, elles semblent offrir un très bon milieu de culture aux agents microbiens.

Si la plaie est infectée, deux choses peuvent se passer : ou bien la suppuration reste localisée; si l'ouverture est assez grande, la plaie se draine toute seule. Des pansements humides antiseptiques viennent à bout de la suppuration. La plaie, un peu plus tardivement, se referme.

Ou bien l'infection s'étend, monte le long de la gaine : la douleur s'accentue. Tout le trajet de la gaine est gonflé, douloureux, rouge.

On comprend que l'infection des sections de l'auriculaire et du pouce entraîne une gravité particulière; les synoviales de ces doigts communiquant, en effet, avec les grandes synoviales cubitales et radiales, l'infection peut rapidement gagner la paume, le poignet et l'avant-bras : le phlegmon des gaines est installé, trop souvent néfaste à la fonction du membre.

Au contraire, pour les trois doigts médians, le danger est moins grave : le cul-de-sac supérieur de la synoviale des doigts oppose sa barrière à l'ascension de l'infection.

Quand l'infection s'est établie dans une gaine tendineuse, celle-ci n'est pas seule à en souffrir. Le tendon, lui aussi est atteint, et, à la vérité, résiste mal à l'infection. Avec sa vascularisation restreinte, sa vitalité faible, en somme, il se défend mal contre l'agression microbienne. Il se dépouille de la matrice fibro-vasculaire qui l'entoure, en même temps, il perd sa couleur brillante, nacrée, pour devenir d'un blanc mat. Puis ses fibres s'atrophient, se désagrègent et se mortifient au milieu du foyer suppurant Les faisceaux se séparent les uns des autres, se détachent bientôt par fragments mous, de consistance gélatineuse. C'est l'exfoliation tendineuse. Ou bien, un certain fragment du tendon devient noirâtre et, au bout de quelque temps, se sépare du reste du tendon et s'élimine. On voit, rien qu'au point de vue local, les complications qu'entraînent ces pertes de substances, qui causeront plus tard des adhérences vicieuses, des scléroses étendues, des atrophies de tronçons tendineux.

L'infection n'est pas toujours assez intense pour prevoquer la sphacèle, mais, même atténuée, elle a encore des conséquences fâcheuses, bien que d'un autre ordre : elle entraîne la réaction violente du tendon et des tissus environnants. Le tendon se vascularise, des traînées rouges apparaissent à sa surface, qui deviennent bientôt des bourgeons charnus. Le tissu conjonctif péritendineux réagit de façon analogue. Tous ces bourgeons charnus se soudent entre eux, formant une gangue fibreuse qui entoure les tendons, les soudant quelquefois à la peau, et entraînant toujours la suppression de l'indépendance de leurs mouvements.

Nous avons déjà noté plus haut la délicatesse de la gaine tendineuse, qui lui donne cette facilité à s'infecter. Il faut donc éviter qu'elle ne le fasse encore, à l'occasion de l'opération de la suture, même faite tartivement. Car même si les chances de propagation sont restreintes, on comprend qu'il s'en suit, presque toujours, que la suture lâche et annihile complètement toute chance de réorganisation.

Malgré toutes les précautions d'asepsie que prennent les chirurgiens, il n'est pas encore exceptionnel de voir ces accidents se produire et nous osons citer cette parole, que nous avons entendue, que la suture des tendons demande autant de soins d'asepsie qu'une laparotomie.

Enfin, nous dirons un mot de certaines suites éloignées des sections tendineuses, encore peu étudiées et assez peu connues.

Roux et Rivière ont remarqué sur le cadavre, que des muscles dont les tendons avaient subi des traumatismes présentaient une diminution dans leur masse.

Cette étude fut reprise en des expériences sur des animaux. Et, l'on est arrivé à ces constatations que la diminution de longueur et de force du tendon, après section et sutures, par exemple, avait pour effet une diminution corrélative de la portion charnue en longueur et en volume. C'est la « régularisation spontanée ».

D'ailleurs, on a découvert dans des muscles ayant eu leurs tendons traumatisés, que leurs fibres présentaient aussi des changements histologiques.

En tous cas, il semble qu'on puisse admettre que les muscles ne sont pas indifférents aux traumatismes de leurs tendons. Et cela correspond à la diminution de force des muscles, que, en pratique, on remarque souvent après certains accidents.

VI. — TRAITEMENT

Le traitement des sections tendineuses est la suture.

Cette opération a connu, plus que toute autre dans l'histoire de la chirurgie, des périodes de succès et de défaveur. Rochas, dans sa thèse de 1877, fait l'historique très complet de la question.

La suture tendineuse fut longtemps victime de la ressemblance du tendon avec les nerfs et de la méprise que firent les premiers anatomistes entre ces deux organes.

Galien fit des sutures tendineuses, mais recommanda bien de passer les fils dans les fibres musculaires, sans toucher aux tendons, afin de ne pas exposer le patient aux « convulsions et à la mort ». Il confondait les tendons et les nerfs. Cette confusion lui fit proscrire les sutures tendineuses; sa haute autorité fit loi pendant plusieurs siècles et éloigna les chirurgiens du champ de ces recherches.

Il faut arriver jusqu'à l'Ecole arabe pour trouver une réaction à cette idée. Avicenne recommanda les ténorraphies.

L'impulsion était donnée, mais ce n'est qu'au XIIIe siècle qu'on voit cette opération reconnue nécessaire et pratiquée plus fréquemment.

Roger de Parme, Guillaume de Salicet, d'autres Italiens encore, continuent la tradition arabe, font des ténorraphies. Au xviie siècle, les traités classiques donnent des règles de cette opération.

Pendant tout le xviiie siècle on revient aux idées anciennes du danger des sutures.

Malgré les expériences concluantes de Haller, qui démontraient la presque insensibilité des tendons, les chirurgiens se font plus rares qui osent tenter l'opération. Parmi ceux-ci, il faut citer Chiras, J.-L. Petit.

L'Académie, elle-même, sanctionna la méfiance dans laquelle on tenait les sutures.

Pibrac, à l'Académie royale de Chirurgie, prononça contre elle, un violent réquisitoire « De l'abus des sutures ». La science officielle donc ralentit un peu le zèle des praticiens.

Mais, peu à peu, de nouvelles tentatives apparaissent. Quelques observations sont publiées, convaincantes. Gensoul inspire la thèse d'Acher, en 1834. Plus tard, Roux publie une opération remarquable, pratiquée sur un pianiste ; Sédillot, Chassaignac apportent aussi le tribut de leurs observations.

Le jugement devient alors définitif. La ténorraphie a droit de cité.

Dans les dernières années, les thèses sont nombreuses qui sont encore venues apporter des précisions à la question, de nouveaux procédés à la technique opératoire.

Les Sociétés de Chirurgie eurent souvent aussi l'occasion de s'en occuper et les discussions qui furent soutenues à ce sujet contribuèrent, par la critique sérieuse de leurs examens, à fixer sur ce point toutes les idées nouvelles.

Nous étudierons ici, plus spécialement ce qui a trait à la suture des tendons fléchisseurs des doigts. Nous passerons en revue les différents procédés qui leur sont applicables et nous décrirons la technique qui nous paraît, pour eux, la plus avantageuse.

Enfin, nous envisagerons les résultats éloignés que donnent les sutures à ce niveau et nous essaierons de préciser un peu les idées pronostiques que les traités classiques donnent sur cette question et qui nous semblent quelquefois un peu trop optimistes.

Les chirurgiens ont inventé un grand nombre de modes de sutures tendineuses. N'en déduisons pas l'imperfection de toutes ces méthodes. La multiplicité des procédés est simplement la conséquence de la diversité elle-même des tendons. Ceux-ci diffèrent, en effet, par leur forme, leur volume, leur longueur. La plupart sont cylindriques, mais quelques-uns sont plats, tel le fléchisseur du pouce qui présente encore un sillon longitudinal qui le fait ressembler à deux tendons accolés. Le tendon d'Achille a presque 2 centimètres de diamètre, les tendons fléchisseurs, quelques millimètres seulement. On comprend donc que les mêmes procédés opératoires ne peuvent pas convenir à tous ces tendons.

De plus, la nature de la blessure doit encore influencer le choix du chirurgien. La section n'est pas toujours franche, le tendon est quelquefois mâché, effiloché. De plus, l'écartement des deux bouts est très variable et c'est lui surtout qui a sollicité l'esprit d'invention dont les chirurgiens ont fait preuve. Pour éviter la diminution de longueur du tendon, pour lutter contre les effets de la rétraction, pour remédier aux pertes de substance, les modes les plus divers ont été proposés et tous peuvent, dans certains cas, rendre des services.

Trois cas peuvent se présenter : ou bien on peut coapter les deux bouts, ou bien cette coaptation est impossible (on suppose, dans ces deux cas, qu'on a pu trouver les deux segments), ou bien le bout proximal ne peut être atteint.

Voyons un peu les solutions qu'ont inspirées ces trois problèmes différents :

La première catégorie, la plus simple, où les deux bouts peuvent coïncider, en comprend déjà un certain nombre.

Tout d'abord, on peut superposer les deux segments. C'est ainsi que faisait Garengeot. Cette manière de faire diminue la longueur du tendon, et le bourrelet qu'elle forme s'oppose à son glissement et favorise les adhérences avec les tissus voisins.

Pour éviter ces inconvénients, d'autres auteurs se contentèrent de suturer bout à bout, mais afin de donner plus de consistance au cordon tendineux et afin aussi d'éviter que le tendon ne lâchât sous le fil, Heister et Nück interposèrent un petit morceau de cuir sous l'anse de leur fil.

Les chirurgiens ont tous cherché à éviter que le fil longitudinal ne finit par couper le tendon et, afin d'assurer une suture solide, ils ont imaginé, pour la position de leurs fils, les combinaisons les plus variées :

Tillaux passe son fil obliquement, Le Fort traverse deux fois chaque bout du tendon, Wölfler quatre fois. Le Dentu a deux sortes de fils longitudinaux : un servant à maintenir les tendons et allant traverser ceux-ci loin de la section, l'autre, assurant la juste coaptation et passant dans le tendon tout près de celle-ci. Schwartz a l'idée de serrer d'abord chacun des bouts par un fil circulaire et d'appuyer sur ceux-ci les sutures longitudinales. Gangolphe, craignant que les circulaires ne glissent, entaille un peu les tendons circulairement avant de placer ses fils, mais ce procédé n'est pas applicable aux tendons moyens qui nous intéressent surtout et pour lesquels ils ne seraient pas un perfectionnement. Il faut aussi remarquer que ces deux derniers procédés s'appliquent bien surtout aux tendons ronds. Les tendons aplatis bénéficient de l'application du procédé de Von Arx qui passe un double fil au milieu de chaque bout tendineux. Il les noue d'abord chacun circulairement, coupe un des chefs de chaque nœud et lie l'autre à son homologue de l'autre bout.

Tels sont à peu près les procédés que l'on peut employer, mais on ne peut pas toujours les appliquer dans leur pureté première et souvent des exigences locales obligent le chirurgien à les combiner ensemble, ou même à en inventer encore de nouveaux.

Le deuxième cas est celui où les deux bouts ne peuvent être coaptés, ou bien n'arrivent à l'être qu'en donnant au segment osseux, que le tendon commande, une position éloignée de son état d'équilibre. Supposons une section du fléchisseur de l'index par exemple, le bout distal ne rejoint le segment proximal que si l'index est exagérément fléchi.

Deux raisons ont incité le chirurgien à chercher à allonger les tendons : tout d'abord, la position vicieuse qu'ils donnent autrement au segment osseux, position qu'exagérera encore et fixera la rétraction secondaire du muscle; et puis, la plus grande chance qu'a la suture de lâcher sous une traction forte. Dans l'exemple que nous prenions tout à l'heure du fléchisseur de l'index, on comprend que ce doigt, exagérément fléchi, a à supporter toute la force de l'extenseur correspondant. Le principe qui a été le plus suivi ici a été l'allongement du bout proximal.

Certains ont coupé entièrement un morceau du bout supérieur, en faisant la section, soit en biseau (Rabère), soit en S allongé (Prioleau), soit en escalier (Boyer). Ils ont ensuite fait glisser le morceau sectionné le long du biseau et ont suturé aux deux extrémités.

Le dernier procédé en escalier est le meilleur, on gagne en longueur la hauteur de la marche d'escalier. Mais on comprend la fragilité que la section complète du segment supérieur au-dessus de la lésion apporte à la suture. Aussi, d'autres chirurgiens ont pensé à allonger le bout proximal sans le sectionner complètement.

Nous ne dirons qu'un mot de la méthode de Poncet. Les demi-sections transversales « en accordéon » qu'il fait au tendon, permettent à celui-ci de s'allonger, mais donnent beaucoup de fragilité au muscle. Ce procédé, qui peut donner des résultats pour le tendon d'Achille, est inapplicable aux tendons moyens, comme les tendons fléchisseurs des doigts.

Le procédé de Czerny est le plus pratique pour les petits tendons. Il consiste à tailler dans un des bouts une languette, sans pousser l'incision jusqu'à la tranche de section du tendon, de façon qu'elle tienne encore à celui-ci à ce niveau. On la rabat et l'on suture à l'autre bout. Dans le premier cas, cité par Czerny, la languette se sépara du tendon après le rabattement, donnant ainsi une greffe autoplastique, mais d'autres auteurs réussirent très bien des ténorraphies suivant cette méthode. Guelliot en publia de belles observations, et ce procédé est maintenant couramment employé.

Un heureux perfectionnement a été apporté à la méthode par la simple adjonction d'une circulaire au bout du tendon qui fournit la languette, afin d'empêcher celle-ci de se séparer de lui.

Dans certains cas, où le dédoublement du tendon a paru impossible aux chirurgiens, ceux-ci ont tenté des procédés extrêmement audacieux. Je veux parler des hétéroplasties. Quelques biologistes réussirent sur des animaux des transplants tendineux. S'appuyant sur ces expériences, certains chirurgiens greffèrent chez l'homme des tendons de lapin, de chat.

Il faut ici parler de la tentative que Rochet fit, dans le cas d'une section double des fléchisseurs de l'index. L'écartement, par suite de perte de substance, allait du milieu de la première phalange au milieu de la main. Rochet prolongea son incision jusqu'au deuxième pli de flexion interphalangien, sectionna le tendon fléchisseur profond à ce niveau et intercala, avec deux sutures, le segment de tendon ainsi obtenu entre le bout distal du fléchisseur superficiel et les deux bouts proximaux des deux tendons profond et superficiel. Rochet déclare avoir obtenu ainsi un résultat très satisfaisant.

Certains auteurs ont simplement employé des corps étrangers pour travées directrices au travail de cicatrisation.

Th. Auger employa un fil d'argent pour une suture à distance.

Après lui, en se basant toujours sur cette théorie des corps conducteurs, on employa des fils de soie tressés, du catgut.

Baldassari employa avec succès un tube d'oséine.

Quel est le sort de ces corps employés dans les hétéroplasties?

Ils peuvent être résorbés, quelquefois ils s'enkystent, souvent ils sont mal supportés et finalement rejetés. Ils excitent surtout par leur présence les tissus voisins et, comme nous le disions plus haut, servent de travée directrice pour le travail de reconstitution cellulaire, permettant ainsi la formation d'une bande scléreuse qui répare solidement la brèche tendineuse.

Enfin, disons un mot d'un procédé qui s'appuie sur la formation histologique du col. On se rappelle le rôle que joue la gaine tendineuse, le péritène et aussi le tissu cellulaire environnant.

D. Mollière s'est appuyé sur les propriétés de ces tissus pour simplement essayer de reconstituer la gaine tendineuse et interposer du tissu cellulaire entre les deux tendons et amorcer ainsi la formation d'un cal. C'est la vaginoplastie. Mais cette méthode ne donne pas des résultats bien différents de ceux qui suivent simplement une cicatrice adhérente. Elle a cependant le mérite d'éviter l'adhésion à la peau qui est souvent, à la fois vicieuse et douloureuse.

Enfin, il nous reste à envisager le cas où le bout proximal ne peut plus être atteint.

Ce cas n'est pas rare, surtout dans les sutures anciennes : par contre, le bout distal qui ne subit pas de rétraction est le plus souvent facile à retrouver. On cherche donc la solution dans l'anastomose de ce bout distal avec un tendon voisin synergique.

Dans la flexion du doigt, par exemple, ce procédé est très applicable : le doigt perd un peu de l'indépendance antérieure de son mouvement, mais peut suivre les autres doigts dans la flexion de la main.

Ces procédés diffèrent sur la façon dont on suture le bout au tendon voisin qui est continu.

Missa, en 1770, fit, le premier, cette anastomose, simplement en accolant les deux tendons.

Schwartz tailla une languette dans le tendon sain et le sutura au bout distal.

Le procédé qui paraît le plus solide est celui de Tillaux et Duplay, qui consiste à passer le bout distal dans une boutonnière du tendon sain fendu en deux et à suturer. De cette façon, les fibres de celui-ci ne sont pas coupées, mais simplement dissociées et le tendon ne perd ainsi rien de sa solidité.

Nous avons passé en revue tous les principaux procédés de suture de tendons, applicables surtout aux fléchisseurs des doigts. Nous dirons plus loin ceux qui nous paraissent devoir être choisis de préférence pour la suture de ces tendons.

Une question se pose : Quand doit-on faire la suture? Doit-on la faire aussitôt après l'accident ou après la cicatrisation?

Nous discuterons cette question au point de vue des tendons fléchisseurs des doigts et surtout au niveau de ceux-ci.

La suture immédiate apparaît, dès l'abord, comme le plus avantageux. Le bistouri n'a souvent pas besoin de débrider beaucoup la plaie. Le caillot se présente aussitôt, qui donne le point de repère exact de la section tendineuse. Les deux bouts tendineux sont aussi plus facilement trouvés. Le segment proximal n'a pas encore subi cette rétraction secondaire, dont nous montrerons toute l'importance quand nous parlerons de la marche et des suites des sutures. tendineuses. Seule, la tonicité du muscle l'a entraîné, et peut-être le tendon est-il encore retenu par quelques replis synoviaux, quelques expansions qui, plus tard, pourront céder à la force de cette attraction secondaire.

La mobilisation aussi des bouts tendineux est plus facile. Les tendons n'ont pas encore eu le temps de contracter des adhérences avec les tissus voisins, ce qui arrive rapidement, surtout dans les plaies contuses, où la tranche des sections n'est pas nette, mais présente des filaments, des prolongements déchiquetés facilitant ces adhérences. La suture elle-même, peut être faite plus facilement. On se souvient du changement de constitution que présentent les bouts tendineux dans le processus de la cicatrisation : ils s'amollisent en un renflement qui, si on le comprend dans la suture, enlève à celle-ci sa solidité et lui donne des risques de lâcher.

L'avantage de la suture immédiate ne porte pas que sur les tendons.

On sait l'importance de la gaine péritendineuse dans cette opération : celle-ci après l'accident, coupée, déchirée, se rétracte, se recroqueville. Au niveau où le tendon ne l'occupe plus, elle est vite comblée de tissu fibreux qui s'organise avec elle-même et les tissus voisins pour ne plus former qu'un bloc de cicatrice. Dans la suture immédiate, on peut retrouver facilemeut la gaine et l'on peut quelquefois suturer au fil de catgut fin ou à la soie les deux lèvres de la gaine. C'est là une opération recommandée, mais tellement délicate, qu'il est rare qu'on puisse la réussir, surtout au niveau des doigts, où l'on a affaire à une gaine fibreuse inextensible.

Nous en reparlerons d'ailleurs encore.

La suture tardive présente, au contraire, une série de difficultés.

L'incision qu'on est obligé de faire pour remettre à nu la section tendineuse est assez peu de chose. Les difficultés commencent ici seulement. Au lieu de trouver un caillot sanguin, qui vous sert de point de repère, que voit-on? Du tissu cicatriciel déjà dense, en traînées grisâtres : la gaine a disparu, aplatie, comblée, comme nous l'avons dit plus haut. Elle se confond avec les tissus environnants. Le bistouri doit fouiller dans ces tissus durs, adhérents à la peau ; il faut les disséquer, les exciser, afin de pouvoir retrouver trace des etndons. Un cal mou, intermédiaire auxdeux bouts, s'est formé, qui crée une difficulté à la fois opératoire et anatomique : opératoire, car il faut disséquer, enlever tous ces tissus de cicatrices; anatomique, parce que la rétraction de ces tissus cicatriciels a pour conséquence l'écartement des deux lèvres de la gaine, qu'ils ont englobées, nivelant ainsi le trajet autrefois cylindrique. Il n'y a donc plus de tunnel entre les deux bouts sectionnés et l'on comprend l'importance des adhérences que le tendon est obligé de contracter à ce niveau.

La recherche des bouts tendineux est plus compliquée aussi.

On obtient assez facilement le bout distal; pour l'autre, la tâche est beaucoup plus ardue. Le muscle qui ne travaille plus depuis l'accident s'est rétracté peu à peu, emmenant avec lui le bout proximal. Quand on arrive à le rejoindre, on a souvent une grande peine à l'amener au jour. Il s'est formé des adhérences nombreuses et solides avec le tissu voisin; la pince est quelquefois impuissante à l'amener jusque dans la plaie et il faut encore avoir recours au bistouri pour débrider celle-ci jusqu'au bout tendineux.

Par contre, la suture est plus facile, les bouts du tendon, transformés déjà en tissus fibreux, sont moins friables : la suture tient mieux.

Tous les désavantages que la suture tardive présente devraient donc faire donner la préférence technique à la suture immédiate et, cependant, on ne peut la faire, on n'ose la faire qu'exceptionnellement.

Elle a, en effet, besoin d'une condition absolument nécessaire, indispensable : c'est l'asepsie. Il faut que l'on ait la certitude de l'asepsie de la plaie pour pouvoir la tenter.

L'opération faite dans un milieu douteux expose à un échec opératoire ; la plaie suppure, le tendon ne se cicatrice pas, la formation du tissu cellulaire est arrêtée. L'on doit craindre la plus grave complication des plaies tendineuses, le phlegmon des gaines et la suture elle-même lâche bientôt.

Telle est la grande raison qui fait préférer à la suture immédiate l'opération tardive.

Nous avons dit, en effet, quand nous avons décrit ce qui se passe dans la réparation naturelle des blessures tendineuses, que le tendon monte dans la gaine, la garnissant complètement. Au niveau de la section, la gaine déchirée s'aplatit, le caillot sanguin joue le rôle d'un corps étranger vis-à-vis des tissus conjonctifs environnants; ils réagissent et tous ces éléments se combinent pour former une barrière à l'infection ascendante, le pus qui peut se former est drainé, rejeté largement au dehors par l'ouverture de la plaie elle-même.

Il faut utiliser ce processus naturel et c'est lui qui servira de base à toute la technique opératoire que nous allons décrire. C'est celle à laquelle M. le professeur Siraud s'est rangé et qui, depuis longtemps, lui donne les meilleurs résultats à sa Clinique de l'hôpital Saint-Luc. N'oublions pas d'ailleurs que les sections des fléchisseurs sont surtout fréquentes chez les ouvriers dont le métier les oblige à manier des huiles, des graisses de machines et chez qui les dangers d'infection sont le plus grands.

Quand un blessé se présente avec une blessure de la face palmaire des doigts ayant causé la section d'un tendon fléchisseur, après avoir, par un examen minutieux, assuré le diagnostic, on fait un simple pansement compressif. Il faut que nous citions ici un antiseptique précieux dans toutes ces plaies, souvent anfractueuses et toujours septiques, c'est la benzine iodée à 3 pour 1.000, qui a le gros avantage de dissoudre les corps gras et de nettoyer, par conséquent, parfaitement bien la plaie et la partie environnante des souillures qui la garnissent presque toujours. Encore une fois, beaucoup de ces blessés sont des ouvriers du fer, du cuir, des garçons bouchers dont le métier ne facilite pas l'antisepsie des mains. En frottant donc les doigts, la main avec un tampon de coton ou une compresse imbibée de benzine iodée, on les dégraisse facilement et on diminue singulièrement les chances d'infection. On fait suivre d'un bon tamponnement iodé, puis on applique un simple pansement. On renouvelle celui-ci deux ou trois jours après et l'on surveille la plaie jusqu'à parfaite cicatrisation.

Le plus souvent on évite ainsi toute infection. J'ai dit plus haut par quel mécanisme, l'aplatissement de la gaine, cette infection ne pouvait s'étendre et le phlegmon des gaines, dans ces conditions, devient presque une rareté.

C'est lorsque la cicatrisation est complète qu'on fait alors l'opération de la suture.

Il faut dire ici quelques mots de l'anesthésie à employer.

Depuis plusieurs années déjà, M. le professeur

Siraud délaisse l'anesthésie générale, chloroforme ou éther, pour les sutures tendineuses de la main et des doigts. C'est à la cocaïne-adrénaline qu'il a recours. On fait sur les faces externes et internes des premières phalanges une injection de cocaïne; 1 centimètre cube 2 au plus suffisent pour donner, une dizaine de minute après, toute l'insensibilité nécessaire à l'opération.

Le blessé est étendu sur la table d'opération, le bras en dehors de la table et soutenu par une planche; un aide tient la main.

Supposons une section du médius au niveau de la première phalange :

Le médius seul reste découvert; les autres doigts sont pris sous un champ et maintenus en extension forcée.

On badigeonne le doigt à la teinture d'iode. On fait sur la face palmaire du doigt, à l'endroit de la cicatrice, une incision longitudinale de 2 centimètres environ. La peau adhère déjà au tissu conjonctif de la cicatrice; on dissèque celui-ci et l'on récline. Si la cocaïnisation a été bien conduite, si l'on a attendu le temps suffisant, la plaie ne saigne pas.

On se met à la recherche du bout distal. C'est le plus facile à trouver. Une manœuvre facile consiste à mettre le doigt en flexion forcée. Souvent elle amène le bout distal au bord de l'incision. On le dégage bien au bistouri; on coupe les adhérences qu'il a déjà avec les tissus voisins. (On peut le lâcher, car la flexion du doigt le ramènera toujours) et l'on part alors à la recherche du bout proximal. Celui-ci est remonté dans la gaine et elle s'est refermée sur lui. Il n'est pas toujours facile de la retrouver tout de suite; il faut quelquefois de patientes recherches dans le tissu cicatriciel pour y arriver. Quand on a enfin le tunnel de la gaine, on essaie de parvenir au tendon.

On a cherché par différents moyens à faire arriver le bout proximal au niveau de l'incision. Le Fort a indiqué la manœuvre de l'expression avec les mains; par des pressions successives du coude au poignet, on essaie d'allonger les muscles et de faire saillir le tendon coupé.

Mollière a modifié cette manière de faire : au lieu des mains, il se sert de la bands d'Esmarch qu'il enroule ainsi du coude au poignet. Non seulement le tendon est exprimé au dehors, mais encore la bande a l'avantage de produire une hémostase précieuse.

Le moyen qu'indique et recommande Félizet est basé sur un autre principe, sur une particularité anatomique. Les tendons fléchisseurs sont assez bien reliés les uns aux autres dans la grande gaine carpienne par des connexions latérales, ce qui établit entre eux une certaine solidarité.

« Vous cherchez, dit-il, le bout supérieur du fléchisseur du médius à la paume, par exemple. Vous allez le faire émerger presque à coup sûr, sans traction, sans tâtonnements, sans peine, si vous portez dans l'extension forcée les trois autres doigts qu'il avoisine, soit même seulement l'annulaire. En étendant les doigts voisins, vous avez attiré les tendons et, avec eux, les tractus fibro-séreux qui ont ainsi abaissé et amené sous vos yeux le bout supérieur du tendon coupé. »

Mais ce procédé n'est pas, croyons-nous, toujours

assez efficace pour amener le bout proximal du tendon dans la suture tardive. De plus, tous les tendons ne sont pas justiciables de cette pratique; le fléchisseur du pouce, par exemple, qui n'a pas de tendons voisins. De même, dans les blessures intéressant les quatre tendons, ce procédé ne peut trouver son application. Il faut que la section tendineuse intéresse seulement un seul doigt, deux doigts au plus.

On a donc cherché par un autre moyen à rejoindre ce tendon proximal. NICOLADONI a inventé une sorte d'aiguille ou de crochet : c'est une aiguille coudée à angle aigu. On la fait remonter dans la gaine ou le tissu péritendineux. On essaie d'accrocher le bout proximal, de le harponner et de l'amener ainsi dans l'incision. Mais on a reproché, avec raison, à ce procédé d'être trop aveugle; non seulement il expose à dilacérer le tendon, surtout si celui-ci est solidement tenu par des adhérences, ce qui rendra ainsi la suture plus délicate, mais encore, il peut produire de sérieux méfaits dans la gaine ou les tissus environnants et créer pour plus tard, un foyer nouveau d'adhérences. Le procédé de la simple pince est celui qui a le plus de faveur auprès des chirurgiens. En introduisant une pince dans la gaine, on arrive le plus souvent à saisir le bout tendineux et, après des tractions qu'il faut quelquefois puissantes, on arrive à l'amener au jour.

Enfin, il reste toujours un dernier moyen : celui d'ouvrir la gaine. On peut inciser directement sur elle. Mais SÉDILLOT recommande de le faire à quelque distance, parallèlement à elle, ce qui permet d'éviter les adhérences futures du tendon à la peau. Dans les plaies petites et étroites, le débridement est presque nécessaire.

Une fois les tendons retrouvés, on les dissèque soigneusement, afin de les rendre bien indépendants de leurs adhérences, et l'on procède à la suture. Selon la nature de la plaie, selon l'écartement des bouts, on choisit, parmi les modes de suture décrits plus haut, celui qui convient le mieux au cas présent.

Quand on peut faire affronter les deux bouts tendineux, le procédé de SCHWARTZ, que nous avons décrit plus haut, nous semble le meilleur.

Quand on n'arrive pas à réunir les deux bouts tendineux ou quand cette réunion ne pourrait se faire qu'en donnant au doigt une position trop fléchie, il faut recourir à la division du tendon et le procédé de CZERNY sera souvent alors le plus avantageux. Mais, encore une fois, les cas qui se présentent peuvent être si divers qu'il est impossible d'édicter une règle. Et le choix du procédé sera laissé au chirurgien et souvent à son imagination.

Il est une remarque que nous avons faite lors de toutes les opérations de suture que nous avons vu faire avec anesthésie à la cocaïne, c'est que le seul instant douloureux de l'opération est celui où l'aiguille traverse le tendon.

HALLER a décrit les tendons comme des organes privés de prolongement nerveux. Cependant, le passage de l'aiguille au travers de celui-ci provoque souvent un léger cri chez l'opéré.

Le tendon a une sensibilité spéciale, intrinsèque, et qui échappe à l'action de la cocaïne environnante. Mais nous nous hâterons de dire que cette douleur, due à la transfixion du tendon, n'est pas si aiguë que le malade ne puisse la supporter, et n'infirme en aucune façon la valeur de cette méthode d'anesthésie.

Quand on a opéré ainsi la restauration du tendon, tout n'est pas terminé. On a détruit la gaine, va-t-on simplement recoudre la peau par-dessus le tendon?

On sait l'importance de la gaine par rapport au tendon. C'est elle qui assure le glissement de celui-ci, c'est elle qui empêche la peau d'adhérer à la cicatrice tendineuse et évite les douleurs de tiraillement qui accompagneraient plus tard cette cicatrice vicieuse. Il est donc de toute nécessité de reconstruire la gaine tendineuse. Tous les auteurs le recommandent ; mais si cette réfection est relativement facile au niveau de la main ou du poignet, quand il s'agit d'une des grandes gaines carpo-palmaires, il n'en est, hélas ! plus de même au niveau des doigts. Nous avons décrit plus haut la structure de la gaine digitale ; c'est un demi-cylindre fibreux, inextensible, qui s'insère sur un plan osseux, résistant. On comprend la difficulté, l'impossibilité même, de faire couvrir le tendon reconstitué, donc plus volumineux encore, par les débris de cette gaine. Ceux-ci ne sont pas élastiques, ils ne s'étirent pas. Et le plan osseux sur lequel ils s'insèrent ne cède pas non plus. D'ailleurs, lors de la suture, la gaine ne se distingue plus que difficilement des tissus voisins. La séparer par dissection de ces tissus cicatriciels est à peu près impossible.

Cependant, il est de la première importance que la peau ne soit pas mise immédiatement au contact du tendon suturé. Il faudra donc faire tous ses efforts afin d'amener au-dessus du tendon du tissu conjonctif qui servira au tendon de capitonnage et l'isolera ainsi de la peau. Ce sera une façon de reconstituer une sorte de gaine qui ne remplacera certainement pas l'autre, mais évitera, cependant, une cicatrice douloureuse.

On terminera par un pansement compressif qui maintiendra le plus possible le doigt en extension.

Si la douleur n'apparaît pas, c'est que les tissus se reforment et se ressoudent, sans infection, et l'on peut alors laisser le pansement plusieurs jours.

Au bout de trois semaines environ, on obtient une cicatrice, bientôt suffisante pour commencer le massage et la mobilisation du doigt. Ceux-ci doivent être commencés prudemment, mais cependant le plus rapidement possible.

On se trouve là en face de deux propositions aussi utiles que contraires. Plus on masse vite, plus on a de chances d'éviter ou de limiter les adhérences. D'autre part, un massage trop précoce expose à la rupture de la suture et à une mauvaise consolidation. Il faudra se tirer de ce cercle vicieux par beaucoup de prudence, mais une règle qui peut servir de guide est la suivante : il ne faut jamais commencer le massage avant d'avoir obtenu une solidité parfaite de la cicatrice de la peau.

Enfin, on pourra activer le traitement par l'usage des bains sulfureux.

Quels sont les résultats obtenus dans la suture des fléchisseurs au niveau des doigts?

Il semble que la lecture des traités classiques à ce

sujet, quand ils parlent, ce qui est rare, de cette question, laisse naître dans l'esprit l'idée que ces résultats sont en moyenne très satisfaisants. Dans les recherches que nous avons faites, nous n'avons pu trouver qu'un seul auteur qui affirmât la thèse contraire : Forgues et Reclus le citent :

« Pour lui, la section des tendons fléchisseurs au niveau des phalanges anéantit presque sans exception leur fonction de flexion à cause des adhérences du tendon avec la gaine, la peau et l'os. Même, ajoute-t-il, qu'on ait opéré ou non une suture immédiate. » Mais, pour tous les autres, le pronostic n'est pas aussi sombre ; pour la première phalange surtout, disent-ils, on peut espérer souvent arriver à une récupération presque complète de la fonction de flexion. Ils sont, cependant, plus réservés en parlant des résultats des sutures au niveau de la deuxième phalange et plus encore au niveau de la troisième.

La plupart des cas que nous avons vus et les observations que nous avons recueillies nous inclinent à garder la première opinion et à dire que l'opération ayant donné des résultats vraiment satisfaisants est une exception.

Voici, en effet, ce que l'on voit, la plupart du temps, après l'opération. Malgré les soins que l'on a pris à faire un pansement qui tînt le doigt dans la rectitude, celui-ci présente rapidement des tendances à se courber légèrement en position de flexion. Comme nous le montrerons plus tard, ceci peut n'être pas une mauvaise chose, mais le libre jeu des tendons dans le doigt n'est jamais retrouvé.

Il y a une série de raisons anatomiques qui forcent à comprendre qu'il ne pourrait en être autrement.

Nous nous rappelons que le tendon passe, au doigt, dans un véritable tunnel formé en arrière par le tissu osseux des phalanges, en avant par le demi-cylindre d'une gaine fibreuse, inextensible.

Nous avons dit qu'il était à peu près impossible de reconstituer cette gaine, justement à cause de sa nature.

D'autre part, la rétraction secondaire, puis les besoins eux-mêmes de la suture diminuent toujours dans une certaine mesure la longueur du tendon. Celui-ci, par suite de l'action compensatrice des extenseurs que le blessé contracte cependant le moins possible, est toujours dans un certain état de tension.

Cette tension qui a son point d'application au niveau de la troisième phalange donne à toute la chaîne osseuse une position curviligne, arquée : la chaîne phalangienne est un véritable arc que soutient le tendon.

C'est là la véritable cause des résultats néfastes des sutures à ce niveau.

Cette position forcée du tendon amène celui-ci en contact intense et continu avec le tissu superficiel : ce sont d'abord les débris de la gaine, le tissu cellulaire et la peau. Si l'on pense encore aux expansions latérales que présentent les bouts du tendon au niveau de sa surface de tranche, on comprendra que celui-ci, nécessairement, doit contracter des adhérences autour de lui. Soit lui-même, soit par la gaine avec laquelle il va bientôt présenter des connexions intimes, il se trouvera uni au squelette phalangien. Et tout déplacement de coulisse, tout mouvement indépendant de la phalange sera impossible. Le tendon est lié à la phalange au niveau de la suture.

Il semblerait donc, d'après ce que nous venons de dire, que plus on se rapproche de l'extrémité du doigt, c'est-à-dire de l'insertion du fléchisseur profond, meilleur devrait être le résultat, puisque les adhérences tendraient de plus en plus à coïncider avec l'insertion même du tendon. Autrement dit, à la troisième phalange, cette adhérence ne devrait que nous être utile, puisqu'au fond, c'est là le but que nous cherchons à obtenir, maintenir le bout du tendon à cette place. Cela serait vrai, si les adhérences se limitaient à ce niveau seulement. Mais pour atteindre le bout proximal, nous avons dû agrandir la plaie, fendre la gaine. Et il a été presque toujours impossible d'opérer la suture sans s'être livré tout d'abord à un débridement plus ou moins considérable, qui a créé des adhérences sur la longueur correspondante.

Et nous devons, au contraire, conclure, que l'on obtient d'autant moins des résultats que la section se rapproche de l'insertion phalangienne.

A la main, au contraire, il en est tout autrement; les résultats peuvent être bons et le sont, en général... Il faut encore en chercher la raison dans des dispositions anatomiques spéciales à la main : la gaine fibreuse, inextensible, qui a formé au doigt le principal obstacle, n'existe plus. La synoviale des tendons n'est pas bridée par elle. Elle est complètement indépendante des métacarpiens et séparée d'eux par du tissu cellulaire. Elle n'a plus, comme au doigt, sur sa face postérieure, un cadre osseux immédiat avec lequel elle doit nécessairement contracter, ainsi que le tendon, des adhérences.

Là, comme ailleurs, la suture du tendon amène celui-ci à former avec les tissus environnants un bloc cicatriciel, mais celui-ci n'est plus intimement lié, uni, à une pièce osseuse, non mobile. Cette suture est contiguë à un tissu cellulaire, que des tractions sur le tendon peuvent mobiliser. Il se créera bien quelques tiraillements peu douloureux, il y aura bien encore une certaine limitation dans le jeu des mouvements du tendon, mais ceux-ci persistent, presque complets.

Au pouce, au niveau de l'éminence thénar, il en est de même. Le tendon, long fléchisseur du pouce, passe au milieu de masses musculaires et ceux-ci ne sont pas un obstacle à son libre jeu.

Au poignet, le mécanisme est encore différent; non seulement on a déjà la mobilité que le voisinage de parties molles ou mobiles assurait déjà à la paume, mais il est encore une autre raison qui vient contribuer au succès de l'opération. La gaine des tendons, comme on a déjà pu souvent le faire à la paume de la main, peut être reconstituée facilement par des fils de soie.

Et, c'est pourquoi, il n'est pas rare, dans la littérature médicale, de trouver des sutures multiples de tendons fléchisseurs du poignet, ayant donné par la suite, à leurs auteurs, un rétablissement très satisfaisant de la fonction de flexion.

VII. — CONSIDÉRATIONS MÉDICO-LÉGALES

Nous allons envisager dans ce chapitre la question de ces sections et sutures tendineuses au point de vue légal des accidents du travail.

Nous discuterons les raisons d'ordre général et aussi les causes particulières qui ont guidé le médecin et le législateur dans l'évaluation de l'incapacité que ces lésions entraînent, et nous aborderons enfin certaine question de jurisprudence, en rapport avec notre sujet, et encore mal tranchée, à savoir le droit que donne à une rente une incapacité permanente légère.

M. le Dr Ch. Rémy, dans le cours qu'il fit à la Faculté de Paris, en 1902, sur les rapports de la médecine avec la loi du 9 avril 1898, relative aux accidents du travail, fit remarquer justement l'importance exceptionnelle de la main chez l'ouvrier. Il fit, de son rôle dans le travail une étude approfondie dont nous extraierons les considérations suivantes qui nous intéressent spécialement.

La main doit être envisagée comme un organe des sens chez l'ouvrier : c'est elle qui sent la forme des objets, leur température, leur état d'immobilité ou de mouvement, leur poids, etc. La grande majorité des travailleurs n'a que peu de souci de ces fonctions nouvelles, et cependant, c'est le développement de cette sensibilité et de cette mobilité qui amène la dextérité, indispensable dans les professions qui demandent une habileté spéciale, une sorte de doigté artistique.

La main peut travailler seule, mais le plus souvent, elle est armée d'un outil. Il faut ici faire une subdivision.

L'outil peut être saisi à pleine main : c'est la « préhension à pleine main », les doigts s'enroulent autour du manche, formant avec le pouce une sorte de « fourreau, » d'« anneau pollicidigital ».

On voit l'importance particulière du pouce qui ferme cet anneau. Il faut aussi remarquer que la longueur de ce fourreau, et partant, sa solidité, dépendent du nombre des doigts qui le forment. Ceux-ci, de plus, n'ont pas la même valeur dans cette formation : on conçoit que sa solidité sera plus compromise par la perte de l'auriculaire que par celle d'un doigt intermédiaire, médius ou annulaire. Voilà pour les outils maniés avec force.

Quand il s'agit d'instrument fin, ce n'est plus la préhension à pleine main, mais la « préhension digitale », la « pince digitale » qui intervient. Il en est de même dans les mouvements de « roulement des doigts », dans ces deux mouvements, il faut que la pulpe du pouce puisse venir en contact avec celle des autres doigts, d'où l'importance de la possibilité du mouvement d'opposition du pouce.

Enfin, le talon de la main, lui aussi, peut jouer un grand rôle : dans la propulsion de l'instrument par exemple. Et l'on voit toutes les conséquences qu'entraînent les cicatrices vicieuses ou douloureuses à ce niveau.

Ayant ainsi rappelé cette analyse et cette classification des mouvements les plus importants que fait la main de l'ouvrier dans son travail, passons aux considérations générales qui interviennent dans l'évaluation des dommages causés par les lésions qu'elle peut subir.

Tout d'abord, l'âge de l'ouvrier blessé. L'âge est un facteur à envisager dans l'évaluation. Tous les barèmes d'évaluation sont établis pour un âge moyen, de vingt-cinq à quarante-cinq ans. Les chiffres fixés doivent-ils rester les mêmes pour un enfant ou pour un vieillard ? Serait-ce juste qu'il en fût ainsi ? Evidemment non.

Ils doivent être légèrement diminués pour l'enfant et augmentés pour le vieillard. On sait ce qu'on entend par accommodation en question d'accidents de travail : c'est la faculté qu'à l'accidenté de compenser plus ou moins vite et plus ou moins complètement par ses organes intacts, un organe lésé, ceci dans l'accomplissement de sa fonction ou encore, si l'on veut, c'est pour l'accidenté, la facilité plus ou moins grande qu'il a d'arriver par les moyens qui lui restent à un salaire se rapprochant le plus possible de celui qu'il gagnait avant l'accident, qu'il ait ou non changé de profession. On voit donc que la faculté d'accommodation varie en raison inverse de son âge. Plus un blessé sera jeune, plus il aura de facilité pour s'accommoder au nouvel état dans lequel l'aura mis son accident. Ici intervient encore la question de l'apprentissage.

Supposons le même accident arrivant à un apprenti et à un ouvrier, les obligeant tous deux à changer de métier ; on conçoit que le dommage supporté est moins grand pour l'apprenti que pour l'ouvrier, puisque celui-ci peut considérer comme perdu le temps de son apprentissage, alors que le premier est seulement en train de le faire.

De plus, il est une raison physiologique qui fait que l'apprenti ou le jeune ouvrier, à lésion égale, subit toujours un moindre dommage. C'est que, chez les enfants, les tissus se réparent mieux, les os fracturés se consolident, les tendons se soudent, les nerfs se régénèrent. Cette raison met donc les vieux ouvriers en état d'infériorité : à cause de son âge, ses tissus ont moins de vitalité, il réparera plus difficilement sa lésion. De plus, il s'habituera moins facilement à un autre genre de travail ; tout est moins souple chez lui ; son cerveau lui-même se fatiguera plus vite devant les efforts nouveaux : sa faculté d'accommodation est diminuée.

Certains barèmes commencent à admettre quelques différences de chiffres par rapport aux âges. C'est un effort dans un sens très juste. M. le professeur Rémy a proposé le chiffre de « 5 pour 100 de la perte » à ajouter au montant du dommage causé par un accident à un ouvrier de plus de quarante cinq ans.

La profession de l'ouvrier surtout devrait intervenir dans l'évaluation des lésions causées au niveau des doigts. Car c'est pour eux que les conséquences de blessures identiques ne sont pas les mêmes dans les diverses industries. On comprend que la section d'un tendon fléchisseur de l'index chez un charretier, n'a pas la même importance que chez un tisserand, par exemple. Hélas, ces considérations si justes sont difficiles à observer. Les tableaux professionnels sont extrêmement compliqués à établir. Et jusqu'à présent, en France surtout, on n'a pas codifié ces notions si importantes pour l'application en tout esprit de justice de la loi et l'on est resté dans le domaine absolu de l'arbitraire.

Pour arriver encore à une juste évaluation, il faut considérer la valeur intrinsèque des mains et des doigts.

Tout d'abord, remarquons la prépondérance dans presque chaque métier, d'une main sur l'autre. Presque tous les individus possèdent une main plus habile que l'autre, une main dont ils se servent le plus, qui leur est ainsi le plus utile, aussi bien dans les travaux de force que dans ceux de précision, d'habileté. Pour la majorité, c'est la main droite, mais pour certains, c'est la gauche. On comprend que toute lésion de cette main devienne plus importante et doive être particulièrement dédommagée. On a pris l'habitude pour éviter toute équivoque d'employer les termes de « main active » et de « main passive » au lieu de ceux de main droite ou gauche, qui impliquent par eux-mêmes une idée de supériorité qui peut être fausse. Il faut encore remarquer que certains individus font des gestes importants particuliers à leur profession avec la main qui est passive chez la généralité de leurs compagnons. Ils peuvent être droitiers dans la vie ordinaire et gauchers dans certaines manœuvres essentielles de leur métier. Ce sont de « faux-gauchers » ou encore ils sont « ambidextres ». Cette considération doit intervenir, moins pour diminuer en cas de lésion la valeur de la main active, que pour augmenter celle de la main passive.

Les doigts aussi ont une valeur fonctionnelle.

Nous avons déjà dit un mot de celle absolument prépondérante du pouce. Le pouce est indispensable aussi bien dans la « préhension à pleine main » que dans « la pince digitale », autant dans les travaux de force que dans ceux de précision. Aussi, dans les accidents du pouce, broiements, arrachements, doit-on toujours pratiquer la chirurgie la plus conservatrice possible : une phalange, un morceau de phalange a ici un prix particulièrement estimable.

Dans les sections du fléchisseur du pouce, la suture prend une importance toute spéciale : il n'y a, en effet, qu'un seul tendon fléchisseur pour le pouce et, même si la suture amène une certaine flexion de celui-ci, on voit cependant l'avantage qu'elle donne, puisqu'elle évite la position d'extension forcée, qui, ne permettant plus la possibilité de l'anneau pollici-digital, enlève donc au pouce presque toute sa valeur fonctionnelle.

Les autres doigts ont une valeur moindre : ils ne sont pas indispensables, pouvant presque, à la rigueur, se remplacer l'un l'autre. L'index est évidemment le plus utile : c'est lui surtout et souvent seul qui forme avec le pouce la pince digitale. Mais l'habitude permet assez rapidement aux amputés de l'index de remplacer celui-ci par le médius.

Le médius et l'annulaire remplissent sensiblement les mêmes fonctions. Les auteurs diffèrent d'avis au sujet de leur valeur, vis-à-vis de celle de l'auriculaire. Certains, avec Röhmer, accordent aux lésions du médius et de l'annulaire une évaluation légèrement supérieure à celle d'accidents identiques de l'auriculaire. Au contraire, Rémy leur donne la moitié de la valeur qu'il attribue à ceux-ci. Il nous semble que la manière de voir de Rémy est la plus rationnelle, car dans le « fourreau » digital l'auriculaire, par sa position de doigt limite, joue un rôle plus important que l'annulaire ou le médius, qui sont des doigts centraux intermédiaires. La solidité du fourreau sera plus compromise par l'absence d'un des doigts limite, le doigt du bord radial, l'index ou celui du bord cubital, l'auriculaire, que par celle d'un des deux doigts médians. Aussi est-il plus juste d'attribuer à ceux-ci la moitié de la valeur de l'auriculaire.

Comment devons-nous considérer les sections du tendon fléchisseur des doigts pour pouvoir évaluer justement les dommages qu'elles créent?

Rémy a distingué parmi les conséquences des blessures sept variétés qu'il a classées, ainsi qu'il suit, dans l'ordre de leur plus forte évaluation : amputation, ankylose ou raideur, déformation, raccourcissement, atrophie musculaire, paralysie, pseudarthrose.

Rémy a assimilé les sections de tendons à des ankyloses, pour ce qui est de la valeur de la gêne fonctionnelle qu'elles créent. Par de nombreux côtés, cette façon de voir est justifiée. Nous avons montré l'imperfection des résultats des sutures au niveau de la première, et surtout de la deuxième et troisième phalanges. Nous avons montré que la suture des tendons à ces niveaux amenait le plus souvent à un état de légère flexion, par suite de la rétraction secondaire du tendon et des adhérences cicatricielles qui se forment fatalement à ce niveau. Nous avons montré, en d'autres termes, que le tendon ne pouvait, au niveau des doigts, faire autrement qu'adhérer aux tissus environnants à la hauteur de la suture, ce qui revient à dire que les efforts exercés sur le tendon ont alors leur point d'application, non plus au point d'insertion naturelle, mais au nouveau point d'insertion que forme la suture adhérente aux tissus voisins. Au point de vue de sa valeur dans le travail que vaut cette position légèrement courbée des phalanges, qui résulte habituellement des sutures des tendons fléchisseurs à ce niveau ? Nous pouvons lui appliquer ce que Rémy a dit pour l'ankylose correspondante : Rémy distingue deux catégories d'ankyloses, suivant que la mobilité conservée évolue dans des limites favorables ou défavorables. L'angle de mobilité favorable va pour lui de la demi-flexion à la flexion complète; l'angle de mobilité défavorable étant limité entre l'extension et la demi-flexion.

Pour Rémy, le doigt en extension gêne davantage que le doigt en légère flexion. « L'incurvation, même prononcée, dit-il, est la conséquence la moins grave, en tant qu'elle permet la préhension des outils ; l'expérience l'a définitivement démontré, mais la position en extension forcée est déplorable. Elle doit être évaluée plus chèrement que la perte résultant d'une amputation. Le doigt mutilé est, en effet, non seulement inutile, mais encore nuisible, parce qu'il s'accroche à tout dans chaque tentative de travail. »

Remarquons que ce que dit Rémy de la position d'ankylose en extension s'applique surtout à l'articulation métacarpo-phalangienne. Or, cette position d'extension forcée n'est jamais obtenue dans une section des fléchisseurs puisque la flexion de la première phalange est obtenue par l'action des interosseux.

Il est évident, d'autre part, que cette position légèrement courbée des phalanges est favorable, puisqu'elle aide à la formation de la pince digitale et permet aussi à la pulpe des doigts d'arriver au contact de la paume, facilitant ainsi la préhension à pleine main. De plus elle n'est pas assez marquée pour devenir dans la main ouverte un grave inconvénient. Il n'en est pas de même, si cette flexion est très prononcée. Il est rare, d'ailleurs, de la voir résulter d'une simple suture tendineuse. Sa cause réside habituellement dans quelque complication, comme l'infection, ou une blessure nerveuse concomitante : la griffe cubitale en est le plus bel exemple. On conçoit alors la gêne qu'apportent dans le travail ces doigts repliés dans la paume de la main. Certaines professions seules peuvent les tolérer, qui ne nécessitent pas une préhension à pleine main énergique. Mais souvent la suppression de ces doigts est supérieure à leur conservation et c'est quelquefois l'ouvrier lui-même qui demande au chirurgien de s'arrêter à la solution de l'amputation.

Mais serait-il juste d'assimiler complètement les sections de tendons aux ankyloses, au point de vue de l'évaluation du dommage? Non. D'ailleurs les chiffres qu'on trouve à ce sujet dans les rapports d'expertise, prouvent par leur diversité qu'on ne peut pas soumettre à un tarif unique ces sections tendineuses. Selon le pouvoir fonctionnel du doigt après la suture, selon sa position, extension, demi-flexion, flexion complète, selon les complications ou gênes diverses qui peuvent en résulter, l'indemnisation doit quelquefois être inférieure à celle attribuée aux ankyloses ; mais elle peut aussi égaler celle d'une amputation ou même la dépasser.

Remarquons que, sauf pour le pouce et l'index, ces indemnisations des lésions des tendons sont en général peu importantes. Quelques-unes, comme dans le cas des sections des tendons de l'annulaire ou de l'auriculaire au niveau de la troisième et même de la deuxième phalange peuvent être inférieures à 5 pour 100. C'est à elles surtout que s'applique la question de savoir s'il y a lieu ou non de leur accorder l'indemnisation. Cette question des incapacités minimes a été tranchée différemment en France par divers tribunaux. Mais, tout d'abord, exposons-la dans ses détails. Un ouvrier a subi un accident, un petit accident qui lui a causé une incapacité permanente partielle faible, évaluée à 2 ou 3 ou 4 pour 100 par l'expert. Certains tribunaux français estiment que l'ouvrier n'a droit à aucune rente; d'autres, au contraire, en accordent une.

Quelles sont les raisons qui motivent ces jugements ?

Tout d'abord, hâtons-nous de dire que ce n'est jamais de la part du tribunal un désaveu de l'estimation de l'expert. Les juges qui refusent tout droit à la rente appuient leurs arrêts sur le texte même de la loi, auquel ils donnent une interprétation particulière.

La loi du 9 avril 1898 accorde à la victime d'un

accident du travail entraînant une incapacité permanente partielle, une rente égale à la moitié de « la réduction que l'accident aura fait subir au salaire ». Et de nombreuses Cours, se basant sur ce fait que l'ouvrier, après son accident, avait été repris au même salaire qu'antérieurement, ont pu ainsi refuser toute rente dans ces cas-là. Elles ont simplement interprété le texte de la loi, dans le sens littéral : le salaire n'ayant pas été réduit par l'accident, l'ouvrier n'a droit à aucun dédommagement.

Nous avons relevé de nombreux jugements dans ce sens. Tous invoquent cette raison.

« Une réduction de 4 pour 100 est sans portée sur le salaire d'un ouvrier forgeron. » (Brioude, 17 juin 1910.)

« Une réduction de 5 pour 100 est trop minime pour avoir une répercussion sur le salaire d'un débourreur de cardes. » (Lille, 30 juillet 1909.)

« L'ouvrier peut travailler comme auparavant. » (Marseille, 5 janvier 1904.)

« Mutilation légère sans répercussion sur les salaires qui restent les mêmes pour un manouvrier. » (Douai, 6 décembre 1909.)

Avec quelques variantes, c'est toujours le même principe qui est invoqué.

Est-il juste? D'autres jugements se chargent de répondre.

Le Tribunal de Caen accorde une rente de 6 pour 100 à un ouvrier charron : « il n'y a pas de minimum fixé par la loi pour les incapacités minimes. » (29 juin 1909.)

Il est vrai que dans ce cas la rente est supérieure à

5 pour 100. Mais nous voyons le Tribunal de Briey accorder une rente de 2 pour 100 le 13 octobre 1910.

Un arrêt intéressant est celui de la Cour de Nancy, du 9 mars 1910, et ne donnant aucun droit à une rente. Le principe y est bien posé : « La loi, disait-il, accorde une rente en cas d'infirmité permanente partielle à la condition que la capacité professionnelle soit l'objet d'un amoindrissement constaté par une réduction des salaires, laquelle doit servir de base au calcul de la rente et s'il n'y a pas de diminution de salaire, il n'y a pas droit à rente. » Or, cet arrêt fut cassé le 26 novembre 1901, parce que, « pour apprécier le droit à la rente, on doit apprécier dans quelle proportion est diminuée la capacité professionnelle de l'ouvrier et quel abaissement correspondant le salaire de celui-ci doit normalement supporter, le juge n'étant pas tenu de considérer exclusivement le salaire effectivement touché par l'ouvrier après la reprise du travail, salaire dont le taux peut dépendre de circonstances multiples ». Nons allons exposer quelques raisons qui militent en faveur de la thèse adoptée par la Cour de cassation.

La loi de 1898 a évidemment voulu protéger les intérêts de l'ouvrier et l'interprétation refusant d'admettre la rente minime leur est totalement contraire.

Cette rente, a-t-on dit, est si minime qu'elle n'a presque pas d'importance pour l'ouvrier. C'est exact en effet. Mais n'oublions pas qu'il peut la convertir avec le consentement du débiteur de l'indemnité, en un capital très appréciable pour lui. De plus, les cas sont nombreux où des accidents successifs arrivent au même ouvrier, dans les scieries, par exemple, ayant chaque fois causé une incapacité peu grave. Et ainsi le refus, à cause de son peu d'importance, d'une rente de 3 pour 100, suivie, après un certain intervalle de temps d'une autre de 4 pour 100, puis d'une troisième de 5 pour 100, pourrait amener ainsi la suppression d'une rente totale de 12 pour 100, dont l'ouvrier serait injustement privé sans aucun motif.

Et puis, le juge peut-il arbitrairement créer une distinction là où la loi n'en a pas établi ? Celle-ci dit formellement que si l'incapacité est appréciable et susceptible d'être évaluée, elle engendrera, quoique très faible, un principe d'indemnité. Et rien, dans la loi, n'autorise à dire, à partir de quel degré, l'incapacité, quoique certaine, devrait être, en raison de son peu d'importance, considérée comme inexistante. A quel chiffre, en effet, cette limite devrait-elle être fixée, à 4, à 5 pour 100? Il n'y a en effet aucun motif d'adopter l'un de ces chiffres plutôt que l'autre. Ce serait l'arbitraire substitué à l'application de la loi.

Et, en poursuivant notre raisonnement, si l'on fixait, par exemple cette limite à 5 pour 100, on arriverait à ce résultat inadmissible, qu'alors qu'une incapacité de 5 pour 100 ne donnerait droit à aucune indemnité, il en serait tout autrement d'une incapacité de 5 1/2 pour 100 et qu'ainsi, une incapacité de 1/2 pour 100 serait suffisamment appréciable pour permettre de déclarer préjudiciable une lésion qui, sans ce 1/2 pour 100, ne le serait pas.

D'ailleurs, serait-ce aussi à l'avantage des Compagnies d'assurances? Et n'y aurait-il pas à craindre pour elles que ce chiffre limite de 5 pour 100 une fois établi, on ne voie les mêmes lésions, qui, autrefois étaient évaluées à 3 ou 4 pour 100, coter dorénavant 5 1/2 pour 100?

Le jugement de cassation que je citais plus haut, précise justement le sens dans lequel il faut prendre ces termes de la loi : « diminution que l'accident aura fait subir au salaire ». Il ne semble pas qu'ils mettent les tribunaux dans l'obligation de prendre en considérations seulement la différence entre le salaire avant l'accident et le salaire effectif après la reprise du travail, mais plutôt la répercussion que, pour l'avenir, l'accident pourra avoir sur les salaires.

D'ailleurs, comment ce dommage aurait-il pu être évalué à 2, 3, 4 pour 100, s'il s'était agi de se baser sur la différence des salaires effectifs, puisque ceux-ci n'ont pas varié? Il n'y a aucune différence entre eux, dans bien des cas ; donc le chiffre de la rente, calculé sur cette différence de salaire nulle, serait zéro. Mais il est encore des raisons d'un tout autre ordre, plus sentimental, qui interviennent.

Bien souvent, même après une lésion importante, l'ouvrier peut être repris au même salaire par son patron : celui-ci agit alors dans le seul esprit d'humanité. Mais combien de temps verra-t-il les choses sous ce même aspect? Hélas! il faut prévoir qu'un jour pourra venir où ce chef d'entreprise ne voudra plus supporter le dommage que lui cause la gêne légère que subit son ouvrier depuis son accident. Alors le salaire pourra être diminué, ou même quelquefois l'ouvrier pourra-t-il être remercié brutalement : la préférence étant donnée à un ouvrier plus valide, qui fera plus de travail, et peut-être sera moins exposé à de nouveaux accidents dont la responsabilité incombe toujours au patron.

Nous avons invoqué tout à l'heure les sentiments d'humanité du patron. Mais il n'est même pas besoin de les mettre en cause. Le patron, comme l'ouvrier, comme le médecin, peut souvent croire que cette gêne entraînée par l'accident, disparaîtra plus vite ou plus complètement qu'elle ne le fait. Elle a pu d'ailleurs au début passer totalement inaperçue.

Et peut-on aussi prévoir toutes les répercussions qu'un léger accident peut amener chez l'ouvrier? Celui-ci, qui fut blessé en travaillant « à la journée », peut ainsi devenir inapte à travailler « aux pièces ». Cette petite gêne le condamnera peut-être toute sa vie à un gain médiocre, lui interdira l'accès de métiers plus rémunérateurs qu'il était en droit d'entreprendre, pourra, d'une façon quelquefois bien imprévue, bannir de sa vie toute possibilité d'amélioration. N'est-ce pas là une conséquence assez grave pour que les juges tiennent compte de ces faibles incapacités et ne nient plus leur influence sur l'ouvrier et, partant, sur son salaire? C'est là l'esprit qui ressort de certains attendus de nombreux jugements, qui nettement proclament le droit à la rente minime. Citons, entre autres, le jugement de la Cour de Rouen, du 14 janvier 1910 (accord d'une rente de 5 pour 100). « La loi, y est-il dit en principe, n'indique pas à partir de quel degré l'incapacité, quoique certaine, devrait, à raison de son peu d'importance, être considérée comme inexistante. Pour apprécier la réduction qu'une incapacité fait subir au salaire, le juge n'est pas tenu de considérer seulement le salaire effectivement touché par l'ouvrier après la reprise du travail, mais il doit rechercher dans quelle proportion la capacité professionnelle de l'ouvrier a été diminuée par suite de l'accident et quel abaissement correspondant doit normalement en résulter. »

On ne pourrait trouver réponse plus catégorique à la question, et pour toutes les raisons que nous avons citées plus haut, nous nous rallions pleinement à cette manière de voir.

La loi du 9 avril 1898, basée sur une règle forfaitaire, renferme un principe absolu en vertu duquel tout accident du travail suivi d'une incapacité permanente, totale ou partielle, avec une diminution de salaire donne droit à une rente viagère. Cette loi n'a pas déclaré qu'en cas d'incapacité minime ou peu appréciable, il ne serait pas dû d'indemnité. Au contraire, elle proclame en termes généraux et absolus que toute incapacité permanente engendre un droit à une rente. Et nous ne saurions mieux terminer qu'en citant les principes d'un jugement de la Cour de Nîmes, du 27 juillet 1910, accordant à un tonnelier une rente de 3 pour 100 : « Il serait contraire aux principes de la loi forfaitaire de 1898 et à l'équité, de priver l'ouvrier de toute rente, parce que cette rente est arbitrée à un chiffre des plus minimes. »

VIII. — CONCLUSIONS

La section des tendons fléchisseurs au niveau des doigts est une lésion qui arrive dans la proportion d'un peu moins de 1 pour 100 accidents de travail.

L'index est aux deux mains le doigt le plus souvent atteint.

Le traitement qui nous paraît à conseiller est celui de la suture tardive, c'est-à-dire faite après cicatrisation complète de la plaie initiale. Par elle, on évite la plus grave complication des blessures tendineuses : le phlegmon des gaines.

L'anesthésie locale à la cocaïne-adrénaline permet très facilement l'opération. L'injection de 1 à 2 centimètres cubes de cocaïne doit être faite sur les faces latérales des doigts, afin de toucher les nerfs collatéraux.

D'après les observations que nous avons recueillies, la guérison totale, c'est-à-dire après l'intervention par la suture, est obtenue en moyenne après six semaines à deux mois.

Les résultats des sutures des tendons fléchisseurs au niveau des doigts sont moins satisfaisants que ne le disent les classiques. Cela tient à la raison anatomique suivante : la gaine digitale, fibreuse, est inextensible.

Il est impossible de la refermer sur le tendon suturé. De plus, la rétraction secondaire de celui-ci amène ce dernier, par la tension qu'elle lui donne, à une position excentrique par rapport à la gaine, qui favorise son adhérence aux tissus voisins. Le plus souvent, on obtient pour cette raison, malgré les précautions prises, attelles, soins éloignés, une position du doigt légèrement incurvée.

Cette position est plutôt favorable pour l'accidenté, car elle facilite la fonction de préhension de la main.

Elle doit donner lieu à une rente moins élevée que dans le cas de la position d'extension.

Ces rentes, données après sections des tendons, sont variables, mais sauf pour le pouce et l'index, en général minimes. Certains tribunaux pour cette raison, ne les accordent pas. Il nous semble conforme à l'esprit de la loi et à l'équité que cette indemnisation soit accordée dans tous les cas, si petite soit-elle.

Il serait souhaitable qu'un décret vienne régler dans ce sens cette question de droit qui divise actuellement sur ce point les différentes Cours de France.

BIBLIOGRAPHIE

DECHAMBRE, *Dictionnaire encyclopédique des Sciences médicales.*

LE DENTU et DELBET, *Nouveau Traité de Chirurgie.*

DUFARRIER, *Anatomie des membres.*

POIRIER, *Traité d'Anatomie.*

MAUCLAIRE, *Chirurgie générale des muscles.*

— *Chirurgie générale et orthopédique des membres.*

FORGUES et RECLUS, *Traité de Thérapeutique chirurgicale.*

BRISSAUD, PINARD, RECLUS, *Nouvelle pratique médico-chirurgicale.*

SCHWARTZ, *Dictionnaire de Médecine et de Chirurgie pratique.*

ANNEQUIN, Ténorraphie tardive des fléchisseurs des doigts *(Archives de Médecine militaire*, 1894, p. 110).

ROCHAS, *Suture des tendons* (thèse de Paris, 1877).

ROCHER (L.), Section au poignet des tendons fléchisseurs supérieurs et profonds des quatre derniers doigts. Section du nerf médian. Suture. Guérison. Résultat fonctionnel parfait *(Journal de Médecine de Bordeaux*, 1908).

DUBREUIL (A.), Section des tendons fléchisseurs de l'index. Suture des bouts périphériques avec le tendon du médius. Succès *(Revue d'Orthopédie*, 1er novembre 1892).

FÉLIZET, Recherche du bout supérieur des tendons fléchisseurs des doigts *(Bulletin de la Société de Chirurgie*, 15 novembre 1893).

HENOQUE, *Dictionnaire encyclopédique*, 1886, 3e série, t. XVI.

BERGER (P.), Réfection de la gaine tendineuse *(Société de Chirurgie*, 4 octobre 1893).

BUGNION, Un cas de suture tendineuse illégitime *(Revue médicale de la Suisse romande*, 1894, XIX, p. 626).

Guelliot (O.), Sutures tendineuses *(Union médicale du Nord-Est.* 1898, n° 9).

Rochet (V.), Nouveau procédé de greffe tendineuse dans les cas de section des tendons *(Gazette hebdomadaire médicale et chirurgicale*, 1891, n° 25).

Le Fort (P.), *Société de Chirurgie*, 5 mai 1886.

Mollière (D.), Chimie chirurgicale, suture et autoplastie tendineuse *(Société de Chirurgie*, 1877, p. 117).

Richelot, Plaie et suture des tendons fléchisseurs de l'index dans leur gaine digitale *(Union médicale*, 23 novembre 1884).

Sédillot, *Gazette médicale*, 1853, p. 700.

Peyrot, Greffe tendineuse *(Société de Chirurgie*, 5 mai 1886).

Forgues et Jeanbrau, *Guide pratique du médecin dans les accidents du travail.*

Rémy (Ch.), *Cours de Chirurgie et de Médecine légales sur les accidents du travail.*

Vibert, *les Accidents du travail.*

Brouardel (P.), *les Blessures et les accidents du travail.*

Brouardel (J.), *les Accidents du travail.*

Imbert Oddo, Chavernac, *Accidents du travail. Guide pour l'évaluation des incapacités.*

Zeiss (Paul), *la Valeur du corps humain devant les tribunaux.*

Ollive et Le Meignen, *Traité médico-légal des accidents du travail.*

Rohmer, *les Accidents du travail : Evaluation des incapacités professionnelles.*

Villetard de Prunières, *Recueil spécial des accidents du travail.*

Sachet, *Traité théorique et pratique de la législation sur les accidents du travail*, 5e édition.

Gruet, Accidents du travail : Suites éloignées des sections tendineuses non suturées au niveau des doigts *(Revue de Médecine légale de Paris*, 1913).

Gazette du Palais, 1910, I, 147.

OBSERVATIONS

Observation I (professeur Siraud).

H..., Jules, quarante-cinq ans, coupeur de corsets.

9 août 1913. — En sciant du coupon pour corsets, s'est coupé le pouce gauche.

Coupure profonde à la face palmaire de l'articulation métacarpo-phalangienne du pouce gauche.

Section des fléchisseurs du pouce.

6 septembre. — Suture du tendon sectionné.

15 octobre. — Guérison. Reprise du travail.

Observation II (id.)

Th..., Antoine, dix-huit ans et demi, outilleur.

5 juin 1915. — A eu la main gauche prise dans une meule.

Plaie contuse transversale de la face palmaire de la main gauche. A un travers de doigt en arrière de l'articulation métacarpo-phalangienne. Section du tendon fléchisseur de l'index.

7 juillet. — Suture tendineuse.

23 août. — Reprise du travail et guérison.

Observation III (id.)

B..., Victor, vingt-huit ans, sellier.

4 mai 1912. — En coupant du bois, le ciseau lui pénétra

dans la face dorsale de la main gauche entre le Ier espace du pouce et de l'index.

Section du tendon fléchisseur de l'index gauche par plaie pénétrante oblique au niveau du Ier espace interdigital.

21 mai. — Suture tendineuse.

5 juillet. — Guérison et reprise du travail.

Observation IV (id.)

B..., Philippe, vingt-six ans, garçon boucher.

31 juillet 1912. — En dépeçant un veau, la pointe du couteau lui pénétra dans la paume de la main gauche.

Ancienne plaie transversale de la face palmaire de la main gauche au niveau du pli de flexion métacarpo-phalangien.

Section des fléchisseurs de l'index gauche.

11 septembre. — Anesthésie locale et suture.

30 novembre. — Liquidation et reprise du travail.

Observation V (id.)

C..., Régis, trente-deux ans, employé de distillerie.

2 décembre 1913. — En bouchant une bouteille de limonade, celle-ci lui éclata dans la main gauche.

Plaie pénétrante de la paume de la main gauche au niveau de la base de l'index.

Section du tendon fléchisseur de ce doigt.

5 janvier 1914. — Suture du tendon fléchisseur.

10 février. — Guérison et reprise du travail.

Observation VI (id.)

G..., Marie, vingt et un ans, employée.

28 mai 1915. — A fait une chute ayant une bouteille à la main droite. Fut coupée à la paume de la main.

Plaie de la paume de la main droite à la base de l'index. Section du tendon fléchisseur.

14 juillet. — Anesthésie générale.

Excision de la cicatrice et suture du tendon fléchisseur.

Rapport. — 24 septembre 1915. — L'état actuel peut être considéré comme définitif et est le suivant :

La main droite présente à sa face palmaire une cicatrice rétractile allant de la base du pouce à la base du médius. Sa longueur est de 4 centimètres.

La première phalange du médius est légèrement fléchie ; d'autre part, l'index est lui-même en flexion légère, par suite de la rétractibilité de la cicatrice. Le pouce est un peu renversé sur le bord radial de la main, l'extension de ce doigt restant faiblement limitée.

L'index n'a pas sa flexion complète, par suite de raideurs qui existent, soit dans l'articulation métacarpo-phalangienne, soit dans la gaine du tendon suturé ; mais les mouvements spontanés sont possibles.

L'opposition du pouce et de l'index est d'ailleurs normale : les autres doigts ont leurs mouvements intacts.

Il n'y a pas d'atrophie musculaire, il n'existe qu'un peu de gêne de la préhension due à la limitation du mouvement de flexion de l'index et à la rétractibilité de la cicatrice, qui bride l'extension du pouce.

Conclusions. — Mlle G... présente une infirmité due à la section du tendon fléchisseur de l'index, suivie de limitation de la flexion de ce doigt, et à la limitation de l'extension du pouce.

L'infirmité, qui peut s'améliorer dans l'avenir, diminue la capacité de travail dans la proportion de 8 à 10 pour 100.

Observation VII (id.)

B..., Maria, vingt-deux ans, domestique.

21 mars 1913. — En lavant des couteaux dans un baquet d'eau, a eu la main droite coupée par un couteau.

Plaie de la paume de la main et section des fléchisseurs de l'index droit au niveau du pli de flexion de l'index.

20 avril. — Suture des tendons superficiel et profond.

30 mai. — Guérison et reprise du travail.

OBSERVATION VIII (id.)

M..., Giovanni, quatorze ans, verrière.

1er mars 1913. — Est tombée sur un morceau de verre et s'est coupé la main droite.

Plaie transversale de la paume de la main droite intéressant le tendon fléchisseur de l'index.

4 avril. — Anesthésie locale et suture.

10 mai. — Guérison et reprise du travail.

OBSERVATION IX (id.)

L... Jean, cinquante-sept ans, terrassier.

26 octobre 1914. — A eu la main gauche prise entre deux tampons de wagons.

Plaie contuse pénétrante de la face palmaire de la main gauche.

Section du tendon fléchisseur de l'auriculaire et fracture des quatrième et cinquième métacarpiens au tiers moyen.

30 novembre. — Anesthésie locale et suture.

28 décembre. — Sortie de l'hôpital.

OBSERVATION X (id.)

V..., Joseph, vingt ans, garçon épicier.

15 juin 1912. — Il tomba sur la main gauche sur une bouteille brisée.

Plaie transversale pénétrante de la moitié cubitale de la paume de la main gauche à sa partie moyenne.

Section du tendon fléchisseur de l'auriculaire.

14 juin. — Entrée à l'hôpital.

15 juin. — Anesthésie locale. Suture du tendon fléchisseur.

5 août. — Guérison et reprise du travail.

Observation XI (id.)

C... Pierre, trente ans, verrier.

8 février 1912. — Chute sur un tesson de bouteille.

Plaie transversale par coupure de la paume de la main droite, au niveau de la racine du cinquième doigt.

Section du tendon fléchisseur superficiel au cinquième doigt.

10 mars. — Suture sous anesthésie locale.

30 avril. — Date de liquidation (état définitif).

Observation XII (id.)

P..., Natale, vingt-neuf ans, manœuvre.

15 mai 1914. — A glissé, en portant des madriers, et en se retenant a mis la main droite sur une scie circulaire.

Vaste plaie pénétrante demi-circulaire de la face palmaire de la main droite.

Mise à nu des tendons fléchisseurs. Section probable du tendon de l'auriculaire.

Ouverture de l'articulation radiocarpienne et lésion possible du nerf cubital.

15 mai. — Ligature et suture.

30 juillet. — Guérison et reprise du travail.

Observation XIII (id.)

T..., Marguerite, quatorze ans, ouvrière de verrerie.

18 mai 1912. — Un bocal se brisa dans sa main droite et lui coupa le pouce droit.

Ancienne plaie pénétrante de la face palmaire du pouce droit au niveau de la première phalange.

Section du tendon fléchisseur.

5 juin. — Anesthésie locale.

Suture des deux bouts du tendon fléchisseur sectionné.

30 juillet. — Guérison et reprise du travail.

OBSERVATION XIV (id.)

L..., Charles, quarante-neuf ans, caviste.

15 novembre 1913. — Chute en portant une bouteille.

Plaie pénétrante de la main gauche.

Section au tendon fléchisseur du pouce.

15 décembre. — Anesthésie locale et suture.

20 janvier. — Guérison et reprise du travail.

RAPPORT. — 15 novembre 1913. — L..., Charles, fit une chute en portant une bouteille. Il fut atteint de plaie pénétrante à la main gauche et de section du fléchisseur du pouce. Il fut soigné au dehors.

Etat actuel. — La main gauche présente à la base de la première phalange du pouce, sur la face palmaire et le bord radial, une cicatrice oblique, dure, adhérente au plan profond, longue de 1 cm. 5.

Cette cicatrice bride l'écartement du pouce.

Il y a impossibilité de fléchir les deux phalanges, par suite d'une section probable du tendon fléchisseur. Toutefois, l'opposition du pouce aux autres doigts est encore possible; l'extension du pouce est normale.

On observe une hyperesthésie douloureuse sur le bord radial des phalanges du doigt. Il n'y a pas d'autres troubles trophiques; les troubles fonctionnels se limitent à la gêne de la préhension, due à la limitation du mouvement de flexion du pouce.

CONCLUSION. — L..., Charles, présente une infirmité locale due à la section probable du tendon fléchisseur du pouce gauche et à la perte de la flexion des phalanges.

L'infirmité diminue la capacité de travail dans la proportion de 7 à 8 pour 100.

L'état du blessé put être considéré comme définitif à la date du 30 décembre 1913.

OBSERVATION XV (id.)

P..., P., quarante ans, caviste.

3 juin 1914. — En bouchant des bouteilles, une de celles-ci lui éclata dans la main gauche.

Section du tendon fléchisseur du pouce gauche, un peu en avant de l'articulation métacarpo-phalangienne.

4 juillet. — Anesthésie locale.

Suture du tendon.

10 août. — Guérison et reprise du travail.

OBSERVATION XVI (id.)

B..., Alexandre, trente ans, ébéniste.

14 août 1912. — Une bavure d'une pièce de tour lui blessa la paume de la main gauche.

Plaie transversale de la face palmaire de la première phalange du pouce gauche avec section du tendon fléchisseur.

Idem de la face palmaire de la première phalange de l'index sans section de tendon.

18 juillet. — Anesthésie locale. Suture.

2 septembre. — Guérison et reprise du travail.

OBSERVATION XVII (id.)

D..., Lucie, vingt ans, employée.

1er juillet 1912. — S'est coupée le pouce gauche en débouchant une bouteille dont le goulot s'est brisé.

Plaie transversale pénétrante de la face palmaire du pouce.

Section du tendon fléchisseur au niveau de la première phalange.

3 août. — Suture du tendon fléchisseur.

10 septembre. — Guérison et reprise du travail.

OBSERVATION XVIII (id.)

D..., Adrien, vingt-sept ans, manœuvre.

24 juillet 1914. — Une bouteille lui éclata dans la main droite.

Plaie transversale demi-circulaire de la face palmaire de la première phalange de l'index droit au niveau de l'articulation métacarpo-phalangienne.

Section probable du tendon fléchisseur.

30 août. — Anesthésie locale et suture.

5 octobre. — Guérison et reprise du travail.

OBSERVATION XIX (id.)

L..., Louis, quarante-huit ans, tourneur.

6 avril 1915. — A eu l'index droit serré entre un obus et un tour.

Plaie pénétrante demi-circulaire de la face palmaire de l'index droit.

Ouverture de la deuxième articulation interphalangienne.

Section du tendon fléchisseur.

29 avril. — Suture du tendon fléchisseur.

28 juin. — Guérison et reprise du travail.

RAPPORT. — L..., Louis, quarante-huit ans, eut l'index pris entre un obus et un tour le 6 avril 1915.

5 juillet. — Etat considéré comme définitif : L'index droit présente à la face palmaire de ses deux dernières phalanges une cicatrice verticale, adhérente au niveau du deuxième pli de flexion interphalangienne. Cette cicatrice est d'origine opératoire.

Une cicatrice transversale d'origine traumatique siège au niveau de la deuxième articulation interphalangienne.

Les mouvements de flexion des doigts sont réduits, bien que l'articulation métacarpo-phalangienne soit intacte. La limitation du mouvement se fait surtout au niveau de la deuxième phalange, qui fléchit incomplètement, par suite de raideur articulaire et, peut être, par suite d'une adhérence cicatricielle établie entre le tendon fléchisseur suturé et les parties molles périphériques.

Il n'y a pas contact entre la pulpe du doigt et la paume de la main.

Tous les autres doigts sont normaux.

Il n'y a pas d'atrophie musculaire.

Les troubles fonctionnels se limitent à la perte de la flexion de l'index.

Conclusion. — Infirmité locale, due à une plaie pénétrante de la deuxième articulation interphalangienne à l'index droit, compliquée de section du tendon fléchisseur et de limitation du mouvement de flexion.

L'infirmité qui peut s'améliorer dans l'avenir, diminue actuellement la capacité du travail dans la proportion de 8 à 10 p. 100.

Observation XX (id.)

G..., Augusta, vingt-six ans, poinçonneuse.

29 mai 1915. — A eu l'index droit pris dans une poinçonneuse.

Plaie contuse de la face palmaire de la deuxième phalange de l'index droit.

Lésion probable du tendon fléchisseur.

30 juin. — Anesthésie locale et suture.

3 août. — Guérison et reprise du travail.

Observation XXI (id.)

C..., Ignace, soixante-neuf ans, fondeur de cuivre.

9 mars 1915. — A eu l'index droit coupé par un débris d'acier.

Plaie transversale à la face palmaire de la première phalange de l'index droit.

Section probable du tendon fléchisseur.

12 avril. — Suture du tendon fléchisseur.

20 mai. — Guérison et reprise du travail.

Observation XXII (id.)

L..., Antoine, treize ans et demi, bobineur.

12 octobre 1912. — En nettoyant un contrepoids eut la main gauche prise entre une chaîne et une pièce de fer de son métier mécanique.

Plaie transversale de la face palmaire avec section des parties molles (section du tendon) au niveau de la partie moyenne de la phalange de l'index et du médius gauches.

Excoriations multiples de la face dorsale de l'annulaire gauche.

15 octobre. — Anesthésie locale et suture.

30 novembre. — Guérison. Reprise du travail.

Observation XXIII (id.)

D..., Hyacinthe, trente ans, manœuvre.

3 septembre 1915. — A eu la main gauche prise par un emporte-pièce.

Plaie contuse pénétrante de la face palmaire de la première phalange de l'index gauche avec section des tendons fléchisseurs.

Plaie contuse superficielle de la première phalange.

2 octobre. — Anesthésie locale et suture.

20 octobre. — Guérison et reprise du travail.

Observation XXIV (id.)

A..., Jean-Marie, vingt-cinq ans, menuisier.

26 décembre 1914. — En faisant effort avec un ciseau à bois, celui-ci pénétra dans l'index de la main gauche.

Plaie contuse de la face palmaire de l'index gauche au niveau de la première articulation avec section des tendons fléchisseurs.

20 janvier 1915. — Suture des tendons.

Durée de chômage : un mois.

Observation XXV (id.)

P..., Joseph, trente-cinq ans, machiniste.

14 juillet 1915. – A eu les deux mains prises dans une raboteuse.

Plaie contuse pénétrante de la face palmaire des quatre derniers doigts de la main droite, au niveau du deuxième pli de flexion interphalangien.

Section probable des tendons fléchisseurs du médius et de l'annulaire.

Idem de la main gauche avec section du tendon fléchisseur de l'annulaire.

Pas de suture.

23 août. — Guérison et reprise du travail.

Traitement secondaire : massage, bains sulfureux, électrisation.

Observation XXVI (id.)

Q..., Joseph, quarante et un ans, garçon boulanger.

19 juillet 1912. — En jetant une poignée de farine dans un pétrin mécanique s'est fait prendre la main droite.

Ecrasement du médius et de l'index droits avec section

du tendon fléchisseur du médius au milieu de la deuxième phalange.

Pas de suture.

Rapport. — 3 octobre. L'état de A..., Joseph, est définitif et est le suivant :

Les mouvements de l'index sont diminués. Dans la flexion spontanée la pulpe reste à 2 centimètres de la paume de la main. La flexion forcée arrive à mettre en contact la pulpe et la paume de la main.

Le médius droit — dont l'aspect est normal — présente sur la face palmaire au niveau de la deuxième articulation interphalangienne et de la pulpe une longue cicatrice linéaire et oblique.

Les mouvements de flexion des doigts sont assez compromis : la troisième phalange ne fléchit pas, par suite de la section du tendon fléchisseur.

L'opportunité d'une intervention opératoire, destinée à suturer le tendon sectionné, a été discutée par les médecins traitants, les Drs T... et G...

Elle a été écartée.

L'infirmité diminue actuellement.

La capacité de travail est dans la proportion de 5 à 6 pour 100.

Observation XVII (id.)

S..., Antoine, vingt-cinq ans, fondeur.

28 juillet 1914. — A eu le médius droit pris entre un tube et un rouleau.

Section du fléchisseur du médius droit.

30 août. — Anesthésie locale et suture.

5 octobre. — Guérison et reprise du travail.

Observation XXVIII (id.)

D..., Casimir, treize ans et demi, verrier.

17 juin 1914. — A fait une chute. En tombant, posa la main droite sur un fond de bouteille cassée.

Section complète des tendons fléchisseurs superficiels et profonds du médius droit un peu en avant du premier pli de flexion.

15 juillet. — Suture.

22 août. — Guérison et reprise du travail.

Observation XXIX (id.)

D..., A., vingt-huit ans, verrier.

1er juin 1914. — Une bouteille lui éclata dans la main droite.

Plaie pénétrante demi-circulaire de la face palmaire de la deuxième phalange du médius droit.

Section du tendon fléchisseur.

Hémorragie consécutive. Section d'une collatérale.

3 juillet. — Suture du tendon.

7 août. — Sortie de l'hôpital.

Observation XXX (id.)

M..., Constant, cinquante-cinq ans, ajusteur.

20 avril 1915. — A eu le médius gauche pris entre deux pièces de fer.

Ancienne plaie contuse de la face palmaire de la deuxième phalange du médius gauche.

Section du tendon fléchisseur.

21 mai. — Entrée à l'hôpital.

21 mai. — Suture du tendon.

4 août. — Guérison et reprise du travail.

Observation XXXI (id.)

M..., Claude, quarante-neuf ans, raboteur sur métaux.

2 août 1912. — Une pièce de fer lui tomba sur la main gauche.

Plaie transversale du médius gauche.

Section du tendon fléchisseur.

1er septembre. — Anesthésie locale et suture du tendon fléchisseur.

5 octobre. — Guérison et reprise du travail.

Observation XXXII (id.)

M..., Lucien, treize ans, manœuvre.

24 août 1915. — A eu la main droite prise sous un obus.

Plaie contuse transversale de la face palmaire de l'annulaire droit au niveau de la deuxième phalange.

Section du tendon fléchisseur.

15 septembre. — Anesthésie locale, cocaïne-adrénaline. Suture.

25 octobre. — Guérison et reprise du travail.

Observation XXXIII (id.)

G..., Antoine, trente-quatre ans, manœuvre.

31 août 1915. — A eu l'annulaire gauche pris entre une pièce de fonte et un étau.

Plaie contuse pénétrante de la face palmaire de la première phalange annulaire gauche avec section des tendons fléchisseurs.

28 septembre — Anesthésie locale.

10 novembre. — Guérison et reprise du travail.

Observation XXXIV (personnelle)

D..., Louis, dix-sept ans, tourneur.

17 septembre 1915. — En affûtant un outil, celui-ci glissa sur la meule et entra dans son annulaire gauche (face palmaire).

Plaie contuse de l'annulaire gauche (face palmaire) au niveau de la deuxième phalange.

Section du fléchisseur profond.

16 octobre. — Anesthésie locale à la cocaïne-adrénaline.

Suture du fléchisseur profond.

Le cal intermédiaire commença déjà à s'organiser. Les deux bouts du tendon sont séparés d'un intervalle de 1 cm. 5.

Ils sont isolés au bistouri d'une adhérence qu'ils ont déjà contractée avec les tissus environnants.

Suture au catgut n° 2.

Le tendon joue très bien dans la coulisse.

Le blessé peut fléchir très bien la phalangette.

Quelques points de suture sur la peau.

Pansement.

Observation XXXV (personnelle)

N..., trente-cinq ans, tourneur.

31 août 1915. — A eu l'annulaire gauche pris entre une pièce de fer et un étau.

Plaie contuse à la face palmaire de l'annulaire gauche au niveau de la première articulation interphalangienne.

Section du fléchisseur profond.

Pansement antiseptique qu'on renouvelle tous les trois ou quatre jours jusqu'à cicatrisation complète.

22 septembre. — Cocaïne-adrénaline.

Suture. Pansement extensif.

25 septembre. — L'ouvrier revient pour son pansement. Pas de douleur. Le doigt est rectiligne.

28 septembre. — La plaie se cicatrise bien ; peu de suppuration, le doigt est toujours en position rectiligne.

2 octobre. — La cicatrisation se poursuit normalement, le doigt reste en extension.

6 octobre. — (Id.)

20 octobre. — La cicatrisation est presque terminée.

Le blessé fait marcher seulement sa première phalange.

Les mouvements actifs de la deuxième et troisième phalanges sont impossibles.

Observation XXXVI (professeur Siraud)

L..., Marius, vingt-cinq ans, garçon boucher.

5 juin 1913. — En désossant un quartier de viande, le couteau lui a glissé dans la main et lui a coupé l'auriculaire et l'annulaire droits.

1° Section de l'auriculaire droit, face palmaire, au niveau de la première articulation interphalangienne.

Section des deux fléchisseurs.

2° Coupure au même niveau, à l'annulaire droit, sans section tendineuse.

5 juin. — Entrée au Dispensaire.

30 juin. — Anesthésie locale. Tentative de suture des fléchisseurs. Mauvais état anatomique. Adhérences cicatricielles.

19 juillet. — Sortie de l'hôpital.

Observation XXXVII (id.)

G..., Jean, vingt-six ans, manœuvre.

15 décembre 1913. — En coupant la corde d'un sac, le coup porta à faux, et il se coupa l'auriculaire droit.

Section du tendon fléchisseur de l'auriculaire droit au niveau de la première phalange.

7 janvier 1914. — Suture du tendon.

8 février. — Guérison. Reprise du travail.

Observation XXXVIII (id)

D..., Jacques, quinze ans, garçon boucher.

3 juillet 1915. — En découpant de la viande, il fut coupé à l'auriculaire gauche.

Plaie contuse de la face palmaire de la première phalange de l'auriculaire gauche. Section du tendon fléchisseur superficiel.

20 juillet. — Anesthésie locale. Suture du tendon fléchisseur.

15 septembre. — Guérison et reprise du travail.

TABLE DES MATIÈRES

Lyon. — Imprimerie A. REY, 4, rue Gentil. — 70727

www.ingramcontent.com/pod-product-compliance
Ingram Content Group UK Ltd.
Pitfield, Milton Keynes, MK11 3LW, UK
UKHW020325250726
13967UKWH00004B/1859

9 782012 892415